JN017457

感染予防のための
サーベイランス
Q&A

第3版

坂本史衣 著

日本看護協会出版会

序文　第3版

本書の初版が発行された2010年は、感染管理認定看護師数が1,000人を超え、診療報酬改定に伴い新設された感染防止対策加算に誘導される形で、地域の中核病院において専従配置が進められている時代でした。そうした中、感染対策の実務者に任命された看護師が、サーベイランスを始めるにあたって使いやすい入門書となるべく、初版は、サーベイランスのプロセスを小ステップに分けて、Q&A方式で順番に解説する形で執筆しました。

第2版が発行された2015年には、全国的サーベイランスへの参加が加算の算定要件に追加され、第三者機関による病院機能評価でもサーベイランスの拡充が評価されるなど、サーベイランスの実践が求められるようになりました。第2版では、初版の形式は踏襲しつつも、看護師に限らず、サーベイランスに携わるあらゆる人が、サーベイランスを型どおり実践することを超えて、本来の目的であるリスクの可視化と改善に取り組めるよう、リスク評価、プロセス指標の活用、ベンチマークとの比較に関する解説を大幅に増やしました。

その後の第3版発行までの約9年間は、高度薬剤耐性菌の出現と拡大、新興感染症のパンデミックという全世界が直面する難題への対応力が、国家レベルから施設レベルに至るまで、繰り返し試された時代だったと言えます。また、その試練と挑戦はこれからも続くと考えられます。ただ、世界的難題であっても、施設内の日常的な課題であっても、対応の基本は「リスクを図り、評価し、改善戦略を立案して実行する」プロセス、すなわちリスク評価であることに変わりはありません。そして、リスク評価を可能にするのは、リスクを可視化するサーベイランスであることにも変わりはありません。そのようなサーベイランスの本質的な目的と、それを達成するための方法について、感染対策にかかわるすべての人に、なるべく平易に伝えるという本書のミッションも初版以降、変わりはありません。

ミッションは変わりませんが、よりわかりやすい、使いやすい、充実した入門書となるよう、このたび大幅な改訂を行いました。第3版は、Q&A方式で書かれた総論と5つの各論から構成されています。総論では、サーベイランスの目的・意義・実践のポイントを紹介しています。改訂にあたり、リスク評価に関する内容をさらに増やし、サーベイランスとの関係がわかりやすい解説となるよう心がけました。リスク評価というと統計学を駆使した研究のような印象を受けるかもしれませんが、プロセス自体は極めて単純です。サーベイランスから得られるデータを使ったリスク評価を継続的に行うことで、日常的に感染のリスクが低く、パンデミックをはじめとする災害へのレジリエンスが高い組織をつくることが可能になります。リスク評価をまだ行ったことがない方には、ぜひチャレンジしていただきたいと思います。

各論ではサーベイランスの具体的な方法を紹介しています。各論１では、すべての対象に共通する手順を3つのステップに分けて解説しました。各論２では、医療器具・手技関連感染サーベイランスに特徴的な手順を紹介しています。各論３では針刺し・切創・汚染サーベイランス、各論４では手指衛生やケアバンドルといったプロセス指標のサーベイランス、各論５では症候群サーベイランスを取り上げています。本書は最初から通して読んでいただいてもよいですし、興味のあるQ&Aを選んで読むという使い方もできます。

最後になりましたが、初版以降、本書を活用してくださっている感染対策に従事する皆様に厚くお礼を申し上げます。皆様の日々の活動に本書がわずかでも貢献できているのであれば大変うれしく思います。そして、日本看護協会出版会編集部の皆様、特に初版と第2版を世に出してくださった中島悦子氏、原稿をブラッシュアップして第3版に仕上げてくださった椚田直樹氏に心より感謝を申し上げます。

2024年5月　坂本史衣

序文　第2版

本書の初版が発行された2010年6月から早くも5年が経過しようとしています。初版は、看護師の方々がサーベイランスの原則を理解し、始めるための入門書となることを目指して執筆しました。ところが、その後の5年間で感染予防にかかわる学術集会やガイドライン、診療報酬制度や国内外の第三者機関による病院機能評価等を通して、サーベイランスの重要性が認知されたこともあり、本書の読者は看護師に限らず、医師、薬剤師や検査技師などのさまざまな職種、さらに医療機関以外の組織に勤務される方々に広がりました。そこで第2版では、初版のサブタイトルである「これからはじめるナースに贈る」を外し、今後もあらゆる職種、業種に活用していただけるよう『感染予防のためのサーベイランスQ&A』というメインタイトルのみ残すことにしました。

タイトルが示すとおり、本書ではサーベイランスという一見複雑そうなプロセスを可能な限り小さなステップに分解し、各ステップをQ&A方式で解説しています。そのため、一つひとつのQ&Aを読み進めていくと、サーベイランスのスタートからゴールまでの流れが理解できる形式となっています。この形式自体は初版を踏襲していますが、第2版では本文のデザインを変更して、現在はどのステップを読み進めているのかを把握しやすくしました。また、第2版では以下の内容を新たに追加またはアップデートしています。

【総論　医療関連感染サーベイランス】

サーベイランスはそれ自体が目的ではなく、医療機関に存在する感染リスクを可視化し、改善するプロセス（これをリスクアセスメントといいます）を推進するためのツールです。「第2版」では、「初版」にはなかったリスクアセスメントを取り上げ、そのプロセスにおけるサーベイランスの位置づけや活用方法を具体的に解説しました。

【各論1　病原体・感染症サーベイランス】

病原体サーベイランスに使える情報源や、近年新たに出現した薬剤耐性菌に関する情報を追加しました。また、*C.difficile*感染症サーベイランスについては、いくつかの専門組織が発行している疾患定義の改定を反映しました。発生率などの指標には、解説を追加しました。

【各論2　医療器具・手技関連感染サーベイランス】

専門組織が発行している疾患定義を改定し、電子カルテを導入する病院が増えている背景を考慮した内容に変更しました。また、ベンチマークデータと自施設データを比較する手法として、標準化感染比（Standardized Infection Ratio：SIR）を用いる方法を追加しました。

【各論3　針刺し･切創･汚染サーベイランス】

サーベイランスシステムやベンチマークデータに関する情報をアップデートしました。また、発生率などの指標の計算方法や活用方法について解説を追加しました。

【各論4　プロセスサーベイランス】

手指衛生、ケアバンドル、その他の対策の実施状況を評価するための手法について、解説を大幅に追加しました。

初版の序文でも述べたとおり、サーベイランスには唯一無二の正しい方法はありません。本書でお示しするいくつかの重要な疫学的原則に基づいて行えば、医療機関のニーズや現状に合わせてサーベイランスの対象を選択し、データを集計して、医療の質向上のために活用することができます。本書がそのようなゴールを目指すあらゆる人々にとって役立つ一冊となれば大変うれしく思います。

最後になりましたが、初版に引き続き「第2版」の編集を担当してくださり、より読みやすい書籍に仕上げてくださった日本看護協会出版会の中島悦子氏と、今も変わらず仕事と家庭の両立を応援してくれる家族に心から感謝いたします。

2015年5月　坂本史衣

序文　初版

つい十数年前までは、日本の医療機関で行う「感染予防策」といえば清掃や廃棄物管理に目が向きがちで、サーベイランスについては少数の専門家がその重要性を訴えているような状況でした。ところが、ここ数年間で医療法や診療報酬制度、そして病院機能評価においてサーベイランスの実施が求められるようになり、サーベイランスはほとんどの医療機関で「やらなくてはならない」感染予防策としての地位をにわかに確立しました。この急激な変化にサーベイランスのノウハウをもつ専門家の配置が追いつかず、試行錯誤しながらサーベイランスに取り組む医療機関は今も少なくないと推察します。

サーベイランスビギナーの方からは、サーベイランスは難しい、正しいやり方がわからない…という声をよく聞きます。しかし、サーベイランスには、唯一無二の正しい方法というものはなく、いくつかの重要な疫学的原則さえ守っていれば、各医療機関のニーズや体制に合わせてアレンジすることができます。たとえば、野菜の煮物をつくるとき、「塩やしょうゆよりも砂糖を先に入れる」という原則（のようなもの）を守らないとおいしく仕上がりません。これは、分子の小さい塩を先に入れてしまうと、分子の大きい砂糖は後から材料に浸透しにくくなるという化学的原則に基づいた方法です。ただその原則を守れば、好みの野菜を選び、砂糖やしょうゆの量を調節して構いません。サーベイランスも同様で、たとえば「一定の判定基準を使って感染症のあり・なしを判定する」という疫学的原則を守らなければ、精度の高いデータは得られませんが、どのような感染症や患者をサーベイランスの対象とし、どのくらいの頻度でデータを集計するかは、医療機関のニーズや現状に合わせて選んで問題はありません。

本書では、疫学的原則に基づくサーベイランスの具体的方法を1つの雛形として紹介します。ページをめくればおわかりいただけると思いますが、初めに総論でサーベイランスの全体像を解説し、各論1～4では4種類のサーベイランスの方法を、対象の選択からフィードバックに至るまで、ステップごとにQ&A方式で、事例を用いながら、なるべく平易に解説しました。質問（Q）には、筆者がこれまで感染管理認定看護師教育課程の研修生や、サーベイランスに関するセミナー受講生から受けた質問や悩みの数々を盛り込みました。また、回答（A）には、質問に対する筆者なりの答えとその「根拠」を示すようにしました。この根拠が先に説明した疫学的原則なのですが、それさえわかっていれば、本書で紹介した手法を、読者自身の医療機関の実情に合わせて、正しくアレンジすることができます。

本書は、感染予防に関心をもち、これから感染管理認定看護師を目指す方には、ぜひ読んでいただきたい書籍です。そして、サーベイランスについて復習したい感染管理認定看護師や、サーベイランスの実務内容や担当者の役割について知りたい管理者にも役立つ内容となっています。

サーベイランスを行うと感染は予防できます。本書がその一助となれば幸いです。

最後に、筆者のベタ打ち原稿を、読みやすく、わかりやすい形に編集してくださった日本看護協会出版会の中島悦子氏と、仕事と家庭の両立をいつも笑顔で支えてくれる家族に、心からの謝意を表します。

2010年6月　坂本史衣

目次

各論 1 医療関連感染サーベイランスの流れ
すべての対象に共通する手順

STEP1 対象を選ぶ

STEP2 データを集める

目次

STEP3　データを使う

各論 2 医療器具・手技関連感染サーベイランス カテーテル・チューブ類の使用や手術に関連する感染症のリスク評価

目次

Column

総論

医療関連感染サーベイランスとは

目的・意義・実践のポイント

総論　医療関連感染サーベイランスとは

要点

総論では、サーベイランスの定義、目的、効果的な実践のための
留意点について説明します。

- 医療関連感染サーベイランスとは、感染予防・制御のための戦略を導き、改善を推進するために行う医療データの継続的かつ系統的な収集、分析、解釈、および、あらゆる関係者への適時的な拡散です。

- サーベイランスはリスク評価と不可分な関係にあります。感染対策におけるリスク評価とは、医療機関に特有な課題を明らかにしたうえで、改善の優先順位を決めて客観的な目標を設定し、目標への到達度を定期的に評価する活動です。リスク評価を繰り返すことが、医療関連感染が起こりにくい組織をつくることになるのですが、そのためには、サーベイランスから得られる情報が不可欠です。

- リスク評価の結果には、各施設で発生・拡大しやすい医療関連感染、それによる患者、職員、組織への影響、準拠することが求められる法規、診療報酬、第三者機関による病院機能評価の要求事項が反映されます。したがって、リスク評価に基づいてプロセスおよびアウトカムサーベイランスの対象を選択することは、施設特有のリスクやニーズに見合う、的を射た改善が行われる可能性を高めます。

サーベイランスでもっとも労力を要するのがデータ収集です。データ収集の負担を最小限に抑えるために、診療記録や検査報告書から直接必要なデータが得られるよう、体制を整えることが勧められます。電子カルテを使用している施設であれば、二次利用データを自動的に抽出できる情報システム支援があるとよいでしょう。

データのフィードバックはサーベイランスの効果を左右する重要なステップです。各論でもフィードバックに触れますが、総論では、あらゆるサーベイランスに共通する効果的なフィードバックのポイントを示しました。

サーベイランスは、安全で質の高い医療を提供するために行う取り組みの1つです。その実行や成功に最終的な責任を負うのは病院幹部です。したがって、病院幹部には、サーベイランスの目的と意義を理解し、すべての過程において、実務担当者に必要な支援を提供することが求められます。

サーベイランスとは何ですか？

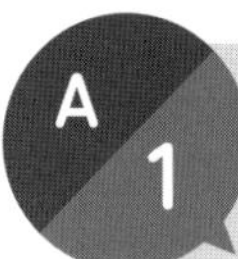

医療関連感染[*1]の予防と管理（infection prevention and control：IPC）におけるサーベイランスとは、IPC戦略を導き、実行するために行われる医療データの継続的かつ系統的な収集、分析、解釈、およびあらゆる関係者への適時的な拡散です。

サーベイランスの定義の中で、特に重要な下線部分について説明します。

IPC戦略を導き、実行する

サーベイランスを行うと、感染対策の実施率、感染症の発生率や有病率、リスクを高める要因を明らかにすることができます。これらのデータは、改善のための戦略を導くコンパスであり、改善を推進するエンジンです。サーベイランスを行わないIPCは、計器を持たずに宇宙船に乗り込んで、宇宙空間を漂うようなものだと表現されています。

継続的かつ系統的

サーベイランスは根拠なく中断せず、継続的に行うことが推奨されています。これは必ずしも何年も続けることを意味するわけではなく、たとえば、インフルエンザのように季節性のある感染症のサーベイランスは、流行期に限って行うことがあります。また、特定の日や期間に入院した患者を対象に、医療関連感染の有病率（➡各論1Q12）を調べるサーベイランスもあります。サーベイランスの対象ごとの実施期間は、施設のリスク評価、関連する法規、診療報酬、第三者病院機能評価の要件によって決まります。

サーベイランスデータは比較することを通して、評価や改善に活用します。比較対象となるのは、全国的サーベイランスシステムのデータサマリー（ベンチマーク）や、医療機関の日常的な水準を示すデータ（ベースライン）です。比較可能なデータを得るために、研修を受けた人が疫学[*2]に基づくルールに従って収集、解釈することが推奨されています。

あらゆる関係者への適時的な拡散

サーベイランスデータは、改善にかかわることができるあらゆる人たち（ステークホルダー）にフィードバック[*3]します。ステークホルダーには、病院の幹部、臨床スタッフ、患者や家族などが含まれます。フィードバックは、データ収集からなるべく時間を置かずに行います（➡総論Q13）。

なお、surveillance（サーベイランス）という英単語のもともとの意味は、人物や物ごとを注意深く観察することであり、調査を意味するsurvey（サーベイ）とは異なります。

＊1　医療関連感染（healthcare-associated infection：HAI）
院内感染[*4]に代わる用語。病院、高齢者施設、在宅などのあらゆる場所で提供される医療サービスに関連して起こる感染のことを言う。ただし、保菌[*5]と感染[*6]を合わせて「医療関連感染」と呼ぶ場合もある。

＊2　疫学
さまざまな人の集団において、疾病や傷害などの健康に関するイベントがどのくらいの頻度で、なぜ起こるのかを明らかにする学問。

＊3　フィードバック
サーベイランスの結果をその出所に返すことで、望ましい方向に自己調整を促す「過程」。

＊4　院内感染（nosocomial infection）
病院の中で医療に関連して起こる感染。医療に絡む感染リスクは病院以外にも存在することから、2004年にCDC（Centers for Disease Control and Prevention：米国疾病対策センター）は「院内感染」に代わり「医療関連感染」を用いることを提唱した。現在は、IPCにかかわる国内外の主要な学術研究団体は「医療関連感染」を使用している。

＊5　保菌（colonization）
微生物が皮膚や粘膜の上に存在しているが、組織には侵入していない状態のこと。

＊6　感染（infection）
微生物が組織の中に侵入し、免疫反応が起きている状態のこと。発熱や疼痛など、身体にさまざまな徴候や症状を認める場合がある。

なぜサーベイランスを行うのですか？

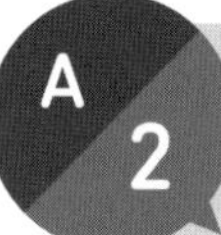

リスク評価や効果的なフィードバックを通じて、医療関連感染を予防し、制御するためです。サーベイランスは医療関連感染という有害事象の発生頻度を減らし、医療の質の向上をもたらします。

☑ リスク評価

サーベイランスを行うと、医療関連感染の起こりやすさや広がりやすさ、対策の実施状況を表すデータが得られます。そして、データを活用することにより、課題を把握し、優先順位をつけることが可能になります。さらに、客観的な目標値を設定し、改善戦略を練って、定期的に到達状況を評価することもできるようになります。こうした一連の作業を医療関連感染のリスク評価と言います（➡総論Q3）。リスク評価を繰り返すことが、医療関連感染が起こりにくい組織をつくることになります。したがって、サーベイランスの最も重要な目的は、データを活用したリスク評価だと言えます。

☑ 医療関連感染発生率の減少

サーベイランスデータを臨床現場にフィードバックすると、医療関連感染の発生率が減少することがわかっています。

☑ アウトブレイクの早期発見

医療関連感染が日常的な水準を超えて発生していることを早期に発見し、伝播拡大や患者の重症化を防ぐ取り組みを行うことができます（➡総論Q8）。

☑ 改善の動機づけ

サーベイランスの結果を職員にタイムリーかつ定期的にフィードバックすることは、効果的な感染対策を実践する動機づけとなります（➡総論Q13）。

☑ その他

サーベイランスデータを活用して研究を行い、知見を発信することも重要です。また、サーベイランスの実践は、関連法規、診療報酬制度、第三者機関による病院機能評価の要件を満たすことにもなります。

医療関連感染のリスク評価とは何ですか？

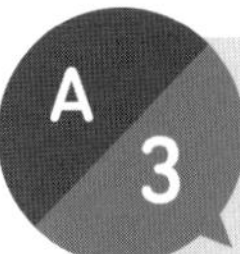

医療関連感染に関する具体的な課題と改善の優先順位を決定し、客観的な到達目標と戦略の立案、達成状況の定期的な評価を繰り返し行うチーム作業です。リスク評価の目的は、医療関連感染のリスクを低い状態に維持することであり、リスク評価にはサーベイランスが必須です。

医療関連感染のリスク評価では、医療関連感染の起こりやすさや広がりやすさ、対策の実施状況、それらによる患者、職員、組織への影響を評価することを通して、具体的な課題を明確にし、優先順位を決定します（➡総論Q4）。優先順位が高い課題については、測定可能な目標と達成期日、目標達成のための戦略、戦略の効果を評価するための方法を定めて、年間改善計画書に記載します（➡総論Q5）。達成状況は四半期に一度など、定期的に確認し、改善戦略に必要な習性を加えます。

リスク評価は少なくとも年に1回は行い、計画書は感染対策委員会などの適切な機関の承認を受けます。リスク評価にはサーベイランスが必須です。また、リスク評価を繰り返すことが医療関連感染リスクを低い状態に維持することにつながります。

医療関連感染のリスク評価で、課題の優先順位を決める方法を教えてください。

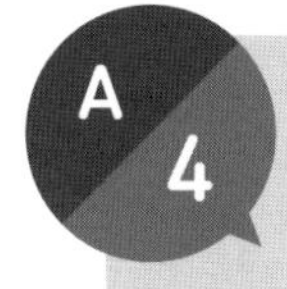

自施設での発生・拡大が想定される感染症や病原体と、予防・制御のために行う対策を洗い出し、それぞれが患者・職員・組織に与える影響の大きさを評価したうえで優先順位を決定します。

リスク評価を行うチームを参集し、自施設で発生・拡大が想定される感染症や病原体と、予防・制御のために行う対策にはどのようなものがあるか話し合います。話し合いの中で挙がった感染症・病原体や感染対策は、いくつかのグループに分けて整理するとよいでしょう（**表1、10-11頁**）。この作業で洗い出した1つひとつの感染症・病原体、感染対策について優先順位を検討します。

優先順位を決める代表的な方法には、各対象を①自施設で発生・拡大する可能性、②患者・職員・組織に対する影響、③準備状況の３側面から評価して点数をつける方法（**図1、表1**）や、発生・拡大の可能性と影響の大きさに基づいてリスク評価マトリックス上にプロットする方法（**図2**）があります。優先順位を決める際は、各対象に関する既存の疫学・臨床情報、比較対象となるベンチマーク（➡総論Q10、Q14）、施設の特徴、そして、もしあれば自施設のベースラインを参考にします。施設の特徴には、たとえば、機能や規模、所在地、実施頻度が高い医療手技やケアが含まれます。

優先順位が高いのは、点数が高い課題、あるいはマトリックスの右上に位置する課題です。ただし、関係法規、診療報酬、第三者機関による病院機能評価の要求事項に含まれる課題は、自動的に優先順位が高くなります。

Step1	リスク評価を行うチームメンバーを集める
Step2	医療関連感染に関する具体的な課題を洗い出す
Step3	各課題のA、B、Cに関する現況を評価し、採点する ※高い4点、中等度3点、低い2点、なし0点などとする A：実際に起こる可能性 B：患者、職員、組織への影響 C：組織の準備状況
Step4	A〜Cの合計点の高い順に課題を並べる
Step5	点数の高い課題について年間改善計画を立案する(➡総論Q5) ※関係法規、診療報酬、第三者機関による病院機能評価の 要求事項に関する課題は点数によらず選択する

図1　点数に基づいて優先順位を決定する方法

図1のStep2で洗い出した課題について、実際に起こる可能性(縦軸)と患者・職員・組織への影響(横軸)を評価し、両者が交差するマスに置いていく。右上に位置した課題の優先順位が高いと判断し、年間改善計画を立案する。ただし、関係法規、診療報酬、第三者機関による病院機能評価の要求事項に関する課題は位置によらず選択する。

可能性 Likelihood	影響 Impact				
	1 (最小 Very Low)	2 (小 Low)	3 (中等度 Medium)	4 (高 High)	5 (最大 Very High)
5 (最大Very High)				COVID-19★	
4 (高 High)		SSI:CBGB (下肢表層)		CPE	
3 (中等度 Medium)			CAUTI CDI	CLABSI	
2 (小 Low)		その他のSSI ウイルス性胃腸炎	CPEを除く薬剤耐性菌血液媒介病原体(職業曝露) 結核 インフルエンザ	VAE	
1 (最小 Very Low)			ワクチンで予防可能な感染症		

SSI :surgical site infection　手術部位感染
CDI :*Clostridioides difficile* infection クロストリディオイデス・ディフィシル感染症
CPE :Carbapenem-resistant *Enterobacterales*　カルバペネマーゼ産生腸内細菌目細菌
CLABSI :central line-associated bloodstream infection　中心ライン関連血流感染
CAUTI :catheter-associated urinary tract infection　カテーテル関連尿路感染
VAE :ventilator-associated event　人工呼吸器関連イベント
CBGB :coronary artery bypass graft with both chest and donor site incisions　胸部およびドナー部位の切開を伴う冠状動脈バイパスグラフト術
COVID-19 :Coronavirus disease 2019　新型コロナウイルス感染症　★ワクチン未接種者を含むハイリスク群

図2　リスク評価マトリックスを使用する方法

表1　医療関連感染リスク評価表の例

評価対象	留意点	可能性	影響	準備	合計	評価の視点
		発生・拡大の可能性	重症化・障害、事業中断・縮小、社会経済的損失	事前計画や対策に期待される効果		
		0=該当なし 1=低 2=中 3=高	0=該当なし 1=低 2=中 3=高	0=該当なし 1=高 2=中 3=低		
A. 医療器具関連感染						
中心ライン関連血流感染(CLABSI)	集中治療室における発生率上昇	1	3	2	6	・中心ライン(注1)、膀胱留置カテーテル、人工呼吸器を使用する部門には発生リスクが存在する ・一般的に使用数が多い部門で起こりやすい ・感染により、重症化、死亡、入院期間の延長、苦痛、不安などの負荷が生じる ・適正使用とケアバンドルの実施率を高めることで多くが予防可能である ・全国的サーベイランスシステムが存在する
人工呼吸器関連イベント/肺炎(VAE/VAP)						
カテーテル関連尿路感染(CAUTI)	脳外科長期留置患者で発生率上昇					
B. 手術部位感染						
表層	CBGB後のグラフト採取部位感染					・手術手技の実施件数は医療機関ごとに異なるが、実施している限りSSIのリスクが存在する ・一般的に清潔創(注2)のSSI発生率は低いが、医療機関によっては全国平均よりも高い場合がある。特に人工埋め込み物を用いる手術手技では、SSIが重症化、入院期間の長期化、QOL低下につながることがある ・ケアバンドルの実施率を高めることで予防の可能性が高まる ・全国的サーベイランスシステムが存在する
深部						
臓器・体腔						
C. 特定の病原体による感染症【薬剤耐性菌・CDI】						
メチシリン耐性黄色ブドウ球菌(MRSA)						・各医療機関の日常的な保菌・感染症の発生率は病原体によって異なる ・保菌すると感染症を起こすリスクが高まる ・重篤な感染症を引き起こす場合がある ・高度薬剤耐性菌は使用可能な抗菌薬が限定される ・手指衛生の実施率が低下すると接触伝播のリスクが高まる ・転院時に持ち込み／持ち出しの可能性が生じる ・全国的サーベイランスシステムが存在する
基質特異性拡張型βラクタマーゼ(ESBL)産生菌						
カルバペネマーゼ産生腸内細菌目細菌(CPE)	内科系病棟で散発的に発生					
多剤耐性緑膿菌(MDRP)						
多剤耐性アシネトバクター(MDRA)						
バンコマイシン耐性腸球菌(VRE)	近隣県で流行、転入院患者から検出					
*Clostridioides difficile*感染症						
C. 特定の病原体による感染症【流行性ウイルス・細菌感染症】						
麻疹・風疹・ムンプス・水痘・播種性帯状疱疹						・地域で流行している場合、患者、面会者、職員を介して持ち込まれる可能性が高まる ・重症化・長期的障害・集団感染を起こす場合がある ・ワクチンで予防可能な感染症については、ワクチンの接種率向上が望まれる ・流行期には症候群サーベイランスによる集団感染の早期発見が期待できる
インフルエンザ						
COVID-19	クラスター発生リスク					
流行性角結膜炎						
急性呼吸器症候群						
急性胃腸症候群						

注1：先端が心臓付近または大血管(大動脈、肺動脈、上大静脈、下大静脈、腕頭静脈、内頚静脈、鎖骨下静脈、外腸骨静脈、大腿静脈、新生児の場合は臍動脈／臍静脈)内にあり、輸液、検体採取、循環動態モニタリングに使用する血管内留置カテーテル。
注2：まったく炎症のない非汚染創。呼吸器、消化器、生殖器、感染のない尿路は含まれない。

評価対象	留意点	可能性	影響	準備	合計	評価の視点
		発生・拡大の可能性	重症化・障害、事業中断・縮小、社会経済的損失	事前計画や対策に期待される効果		
		0=該当なし 1=低 2=中 3=高	0=該当なし 1=低 2=中 3=高	0=該当なし 1=高 2=中 3=低		
D.免疫能が低い患者に起こる感染症						
NICU・GCU患児（例：MRSA保菌・感染）						・重症化・長期的障害・集団感染を起こす場合がある ・ウイルス感染症の感染可能期間が長期化する場合がある ・ワクチンが接種禁忌あるいは効果が減弱する場合がある
乳幼児（例：RSウイルス感染症）						
妊婦（例：COVID-19）						
移植・がん化学療法患者（例：侵襲性アスペルギルス症）	高度免疫不全者でウイルス排出期間長期化					
高齢者（例：角化型疥癬）						
透析患者（例：インフルエンザ）						
E.職業感染						
血液媒介ウイルス感染症（例：C型肝炎）	縫合針による針刺しの割合増加					・ワクチンで予防可能な感染症に対するワクチンの接種率向上が望まれる ・安全装置付き鋭利器材の採用と使用率向上が望まれる ・結核の職業曝露の発生状況や接触者健診の結果を確認し、早期診断と隔離のための対策を構築することが望まれる
流行性ウイルス感染症（例：COVID-19）						
結核						
F.医療環境に由来する感染症						
水（例：レジオネラ症）						・医療環境由来の病原体による感染症には、侵襲性アスペルギルス症やレジオネラ症、高頻度環境表面との接触による薬剤耐性菌や *C.difficile* 感染症、食品汚染による胃腸炎、汚染された器具を介した血液媒介感染症などがある ・日常的な発生頻度は低いが、発生すると重症化や集団感染につながることがあるため、対策の実施状況のモニタリング、受動的サーベイランスによる早期発見と対応が重要である
空気（例：侵襲性アスペルギルス症）	建築・改築工事のPCRAが一部未実施					
環境表面・器具（例：薬剤耐性菌感染症）						
薬剤（例：*Bacillus cereus* による血流感染）						
食品（例：ノロウイルス感染症）						
害獣・害虫（例：レプトスピラ症）						
G.新興・再興感染症						
新興感染症（例：エムポックス、新型インフルエンザ）	新型インフルエンザ発生リスク					・発生に備えて病院インシデントコマンドシステムの構築、事業継続計画書の作成を行い、それらに基づく訓練を行う ・国外における感染症の発生・流行状況を含めて、日常的に情報収集を行う
バイオテロ（例：天然痘）						
H.医療関連感染対策						
手指衛生						・手指衛生やケアバンドルなど、ガイドラインで強く推奨されている対策は、アウトカムを改善する可能性が高い ・可能な場合はアウトカムと組み合わせて評価する
中心ライン関連血流感染予防バンドル						
膀胱留置カテーテル関連尿路感染予防バンドル						
手術部位感染予防バンドル						
人工呼吸器関連肺炎予防バンドル						
ワクチン接種率						

優先順位が高い課題の年間改善計画は、どのように作成するのですか？

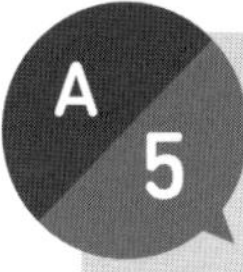

測定可能な到達目標、目標に到達するための戦略とその時期、戦略を評価する方法と頻度、担当者を明文化します。

医療関連感染に関する課題を洗い出したら（➡総論Q3、Q4）、優先順位の高いものについて年間改善計画書を作成します。

計画書には、各課題について、測定可能な目標、目標に到達するための戦略とその時期、戦略を評価する方法と頻度、計画を実行する担当部門または担当者を記載します（**表2**）。

表2　医療関連感染リスク評価に基づく年間改善計画の例

課題	目標	到達時期	戦略	評価指標と頻度	担当
ICUにおけるCLABSI	CLABSI 発生率 <3.6/1,000dd	2024年度末	・中心ラインバンドルのオーディット ・クロルヘキシジン全身清拭を導入	・CLABSI発生率 ・四半期ごと	感染管理室
手指衛生	手指衛生実施率 ≧85%	2024年度末	・職種別、部門別実施率のフィードバックを継続 ・各部門長に改善策の作成と経過報告を依頼	・手指衛生実施率 ・四半期ごと	感染管理室
職員のインフルエンザワクチン接種率	接種率 ≧90%	2024-2025流行期	・ワクチンの無償提供を継続 ・接種と非接種のメリットとデメリットに関する情報提供	・接種率 ・年1回	健康管理室

dd：device days[*1]

＊1　延べ医療器具使用日数（device days）
サーベイランスの対象である医療器具（例：中心ライン）を挿入している患者の延べ入院日数。

年間改善計画に掲げた戦略は、どのように評価するのですか？

ストラクチャー（構造）、プロセス（過程）、アウトカム（結果）のいずれかの側面から、定期的かつ客観的に評価します。

医療の質に関する研究で有名なアベディス・ドナベディアン（Avedis Donabedian）は、医療の質は「ストラクチャー（構造）」「プロセス（過程）」「アウトカム（結果）」の3側面から評価することができると述べました（ドナベディアン・モデル）。ストラクチャーとは医療を提供するための資源や体制、プロセスとは提供される医療の内容、アウトカムとはその結果生じる人への影響です。

これを医療関連感染対策に当てはめると、ストラクチャーには感染対策の実践を可能にする設備、資金、人材、教育、組織体制、プロセスには効果的な感染対策の実践、アウトカムには医療関連感染による身体的、精神的、社会経済的影響が該当します（**表3**）。

「ストラクチャー」にかかわる戦略の評価は、通常、関連する文書の確認や現地のラウンドを通して行います。「プロセス」と「アウトカム」にかかわる戦略はサーベイランスで評価することが可能です。前者をプロセスサーベイランス、後者をアウトカムサーベイランスと言います。

表3　ドナベディアン・モデルによる医療の質の3側面と医療関連感染対策との関係

医療の質の3側面	内容	医療関連感染対策の質の3側面	評価の仕方
ストラクチャー（構造）	医療を提供するための資源や体制	感染対策の実践を可能にする設備、資金、人材、教育、組織体制	関連する文書の確認（方針・手順・議事録）ラウンド
プロセス（過程）	提供される医療の内容	効果的な感染対策の実践	プロセスサーベイランス（プロセス指標）
アウトカム（結果）	人への影響	医療関連感染による身体的、精神的、社会経済的影響	アウトカムサーベイランス（アウトカム指標）

また、プロセスサーベイランスで用いる評価指標をプロセス指標、アウトカムサーベイランスで用いる評価指標をアウトカム指標と呼びます。戦略がストラクチャー、プロセス、アウトカムのうち、どの側面の改善にかかわっているかによって、選択する評価指標や方法が変わります（➡総論Q8）。

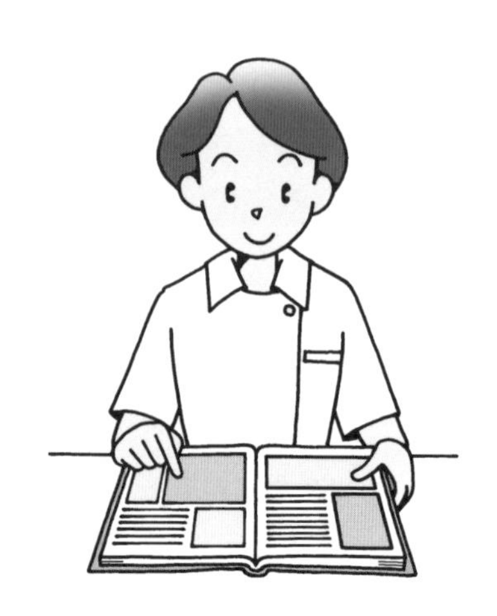

サーベイランスにはどのような種類がありますか？

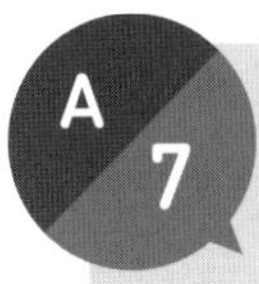

対象の違いによりプロセスサーベイランスとアウトカムサーベイランスに、担当者の違いにより能動的サーベイランスと受動的サーベイランスに、データ収集のタイミングの違いにより前方視的サーベイランスと後方視的サーベイランスに分けられます。

サーベイランスは、評価する対象の違いによってプロセスサーベイランスとアウトカムサーベイランスに分けることができます。

プロセスサーベイランスでは、感染対策の実施率を評価します。手指衛生やケアバンドルは、プロセスサーベイランスの対象となることが多い感染対策です。アウトカムサーベイランスでは、医療関連感染の発生状況を評価します。アウトカムサーベイランスの対象には、医療器具関連感染、手術部位感染、特定の病原体の保菌や感染症、免疫が低下した患者に起こる感染症、職業曝露により起こる感染症、医療環境に由来する感染症、新興・再興感染症などがあります。症候群サーベイランスもアウトカムサーベイランスに含まれます（➡各論5）。

サーベイランスは、データ収集を行う担当者の違いによって、能動的（active）サーベイランスと受動的（passive）サーベイランスに分けることもできます。

能動的サーベイランスでは、サーベイランス担当者がデータ収集を行います。一方、受動的サーベイランスでは、各現場の職員がサーベイランス担当者にデータを報告します。サーベイランスに関する研修を受けた担当者が、広く使われているプロトコルに沿って行う能動的サーベイランスには、正確性と精度*1（➡Column①）が高いデータが得られやすいという利点がありますが、一方で時間と労力を要することがあります。受動的サーベイランスではデータを効率的に集めることができますが、報告忘れやミスにより正確性や精度が落ちる場合があります。ただし、迅速な対応を要する事象を早期に把握するには受動的サー

*1 正確性と精度
正確性（accuracy）：測定値が真実の値からどのくらい離れているか。
精度（precision）：測定を繰り返したときに、測定値がどのくらいばらついているか。

表4　能動的サーベイランスと受動的サーベイランスの違い

	能動的サーベイランス	受動的サーベイランス
データ収集担当者	サーベイランス担当者	サーベイランス対象部門の職員
長所	研修を受けた担当者がプロトコルに沿って実施することでデータの正確性や精度が担保されやすい	・作業効率がよい ・緊急事態をタイムリーに把握できる
短所	・時間と労力がかかることがある ・緊急事態をタイムリーに把握するのが難しい場合がある	報告忘れ、データの欠損、担当者の熟練度の差により正確性や精度の低下が起こることがある

表5　前方視的サーベイランスと後方視的サーベイランスの違い

	前方視的サーベイランス	後方視的サーベイランス
データ収集のタイミング	リアルタイム	事後
長所	正確なデータが得られやすい	作業効率がよい
短所	時間や労力がかかる	データの欠損が多い場合は正確性が低下する

ベイランスは有益です（**表4**）。

そして、最後に、データ収集のタイミングの違いによって、前方視的（前向き：prospective）サーベイランスと後方視的（後向き：retrospective）サーベイランスに分けられます。（**表5**）

前者はリアルタイムでデータを収集し、後者は事後にデータ収集を行います。リアルタイムでデータ収集を行うと、患者の観察や職員へのインタビューが可能になるので、より正確なデータを得られやすい一方、時間と労力を要します。事後にデータ収集を行う場合、診療記録にデータの不備があれば正確性が損なわれます。ただし、作業効率は圧倒的に高い方法です。特に電子カルテデータの二次利用を行うことで、短時間で多くのデータを集めることが可能になります。

Column①

サーベイランスデータの正確性と精度

正確性（accuracy）とは、測定値と真実の値との近さのことです。測定結果が真実の値から離れていれば正確性は低く、近ければ高いということになります。また、精度（precision）とは、測定を行うたびに得られる値同士の近さのことです。測定値がばらついていれば精度は低く、ばらつきが少なければ精度が高いということになります。

データの正確性を高めるには、妥当性*が検証された判定基準を使用して症例をカウントすることが重要です。J-SIPHEやJHAISといった全国的サーベイランスシステムがそれぞれのプロトコルで定めている疾患定義がそうした判定基準に該当します。

データの精度を高めるには、一定の判定基準を使用することと、判定者の技能を向上・均一化することが重要です。サーベイランス用の基準を用いた判定は、対象患者が定義に当てはまるか、当てはまらないかを機械的に分類する作業です。その結果は臨床診断の結果と一致する場合もあれば、しない場合もあります。

臨床診断に基づいて症例をカウントした場合、医師の技能や医療・検査体制の違いによって、結果にばらつきが生じやすくなりますが、一定の判定基準を使用することで、そうしたばらつきを減らすことが可能になります。また、判定を行う人によって結果がばらつくのを避けるために、研修を行って技能の向上と均一化を図ることや、複数の判定者で結果を確認することなどができます。

＊妥当性
感度、特異度、的中率のように、判定基準がどのくらい真実の状態を正確に言い当てることができるかを表す指標。

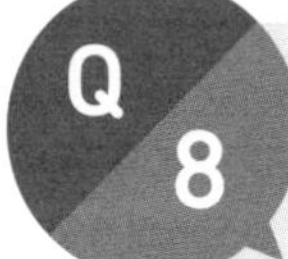

Q8 サーベイランスの対象はどのように選べばよいのですか？

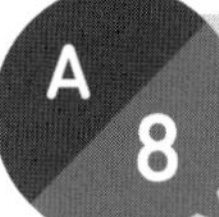

A8 リスク評価で明らかになった課題（➡総論Q4）に関連するアウトカム指標と、それを改善できる可能性が高いプロセス指標を選択します。

プロセスサーベイランスの対象は、質の高い科学的根拠で支持され、ガイドラインで実施が強く推奨されている感染対策から選択します（**表6**）。特に、課題となっているアウトカムを改善することが見込まれる対策は積極的に選択します。そうすることで、リスク評価で明らかになった課題を改善できる可能性が高まります。

たとえば、リスク評価の結果、高度薬剤耐性菌の検出率（アウトカム指標）が上昇しているという課題が明らかになったとします。高度薬剤耐性菌の伝播を防ぐ効果的な感染対策に手指衛生があります。したがって、手指衛生の実施率（プロセス指標）を評価し、改善することを目的としたプロセスサーベイランスは、高度薬剤耐性菌の検出率低下＝アウトカムの改善につながると考えられます。また、CLABSI発生率（アウトカム指標）が全国平均よりも高いという課題がある場合、中心ラインケアバンドル実施率（プロセス指標）を明らかにするプロセスサーベイランスを行うことで、CLABSI発生率の低下＝アウトカムの改善が見込まれます。

アウトカムサーベイランスの対象は、リスク評価で課題に挙がった感染症や病原体の中から選択します。その中でも特に、発生リスクが高く（ハイリスク）、発生した場合の疾病負荷*1が高く（ハイコスト）、実施頻度が高い（ハイボリューム）手技に関連して起こるアウトカムを優先的に選択します（**表6**）。薬剤耐性菌、医療器具関連感染、手術部位感染は、基本的にこうした条件に該当するので、急性期病院では選択することが一般的ですが、具体的にどのような病原体や感染症を対象とするかは、リスク評価に基づいて決定します。

＊1　疾病負荷
感染症などの健康問題が集団にもたらす影響であり、罹患率、死亡率、経済的損失などの種々の指標で測定される。

また、発見が遅れると集団感染につながり得る感染症（例：インフルエンザやウイルス性胃腸炎）、致死率が高い感染症（例：侵襲性アスペルギルス症や侵襲性髄膜炎菌感染症）も対象とすることが多いのですが、具体的な対象は、やはりリスク評価で決定します。

このように、サーベイランスの対象を選ぶときには、互いに影響し合うプロセスとアウトカムを組み合わせて選択することが勧められますが、関連するプロセスがなく、アウトカムのみ（例：結核）を対象とする場合もあります（**表7**）。いずれにしても、サーベイランスの対象は、**表6**に示した視点を含めて、リスク評価に基づいて決定します。

表6　サーベイランス対象選択の視点

プロセス	アウトカム
●アウトカム改善の可能性が高い ・ガイドラインで強い推奨 ・質の高い科学的根拠で支持 ●関連法規・診療報酬・第三者機関による病院機能評価の要求事項	●発生リスクが高い（ハイリスク） ・患者要因 ・処置・手技の侵襲性 ●疾病負荷が高い（ハイコスト） ・重症化・障害・死亡リスク ・入院期間の延長 ・医療費の増加 ●実施頻度が高い手技に関連して起こる（ハイボリューム） ●関連法規・診療報酬・第三者機関による病院機能評価の要求事項

表7　サーベイランスの対象となるプロセス指標とアウトカム指標の例

プロセス指標	アウトカム指標
手指衛生実施率	薬剤耐性菌保菌・感染症発生率 *C.difficile*トキシン陽性例・感染症発生率
CLABSI予防バンドル実施率 PLABSI予防バンドル実施率 CAUTI予防バンドル実施率 VAP予防バンドル実施率 SSI予防策実施率 医療器具使用比	CLABSI発生率 PLABSI発生率 CAUTI発生率 VAP・VAE発生率 SSI発生率
職員のワクチン接種率	職員におけるVPD発生率
針刺し・切創事例において安全器材が（適切な手順で）使用された割合 粘膜・創傷汚染事例において適切な種類の個人防護具が使用された割合	針刺し・切創・粘膜および創傷汚染発生率
—	職員のウイルス性胃腸炎罹患率 職員の結核罹患率

PLABSI:peripheral line-associated blood stream infection　末梢ライン関連血流感染
VAP:ventilator-associated pneumonia　人工呼吸器関連肺炎
VPD:vaccine-preventable diseases　ワクチンで予防可能な感染症

サーベイランスではどのようなデータを集めるのですか？

各指標の分子と分母の数を明らかにするために、必要なデータを収集します。

サーベイランスで評価するプロセス指標やアウトカム指標の多くは、分子と分母から構成されています。

プロセス指標

$$\text{実施率} = \frac{\text{実施数}}{\text{機会数}} \times 100(\%)$$

アウトカム指標

$$\text{発生率または有病率} = \frac{\text{発生者数または有病者数}}{\text{患者数、手技件数、延べ患者日数、延べ医療器具使用日数}} \times \text{定数}$$

そのため、サーベイランスでは各指標の分子と分母の数を明らかにするために必要なデータを収集します。詳細は各論で説明しますので、ここでは概要をお伝えします。

アウトカムサーベイランスで必要となる基本データは、患者ID、年齢、性別、疾患定義に含まれる症状・徴候が出現した日、疾患定義に含まれる微生物検査の検体採取日と結果、入退院日、病棟の移動歴です。

医療器具関連感染サーベイランスでは、さらに、対象となる医療器具の使用の有無と種類、使用開始日と終了日が必要となります。

また、手術部位感染サーベイランスでは、対象となる手術手技の実施日、執刀開始時刻と終了時刻、創分類＊1、ASA-PS＊2、緊急手術か否か、内視鏡や埋込物の使用の有無、手術創の閉鎖や人工肛門造設の有無が必要です。代表的な分母データには、患者数、手技件数、延べ患者日数（患者静態や患者動態）、延べ医療器具使用日数があります。

プロセスサーベイランスでは、感染対策の実施数を分子としますが、どのような条件を満たすときに対策を実施したと判断するのか、あらかじめ決めておく必要があります。また、分母は対策を実施する必要が生じた機会数です。

サーベイランスデータは全国的サーベイランスシステムに報告することが勧められます（➡総論Q10）。必要なデータ項目は、各システムが発行しているプロトコルを参考にします。

＊1　創分類
術前の創部の状態を清潔創、準清潔創、汚染創、化膿・感染創の4段階に分類した指標。

＊2　ASA-PS
米国麻酔科学会による術前の身体状態を1～6の数字で表す指標。

Q10 全国的サーベイランスシステムにはどのようなものがありますか？

A10 日本の代表的な全国的サーベイランスシステムには、J-SIPHE、JHAIS、JANISがあります。

☑ J-SIPHE（ジェイサイフ）

J-SIPHE（Japan Surveillance for Infection Prevention and Healthcare Epidemiology）は、厚生労働省委託事業AMR臨床リファレンスセンターが運営する感染対策連携共通プラットフォームです。医療関連感染予防の体制、抗菌薬や手指消毒薬の使用量、手指衛生実施率、病原体の検出率や感染症の発生状況など、医療関連感染のストラクチャー、プロセス、アウトカムに関するデータを入力できます。グラフ作成機能を使えば、自施設データの推移を確認したり、異なる部門同士、あるいはグループ病院同士の比較を行うこともできます。

世界保健機関（World Health Organization：WHO）や米国疾病対策センター（Centers for Infection Prevention and Control：CDC）が発行し、海外でも広く使われているプロトコルに基づいたデータ収集を行っているため、J-SIPHEのデータはナショナルベンチマークとして国際比較にも活用可能です。

〈J-SIPHE　規約・マニュアル・申請等〉
https://amr.ncgm.go.jp/pdf/medic-m4.pdf

☑ JHAIS（ジェイハイス）

JHAIS（Japanese Healthcare Associated Infections Surveillance）は、日本環境感染学会JHAIS委員会が運営するサーベイランスシステムです。医療器具関連感染サーベイランス部門と手術部位感染サーベイランス部門があります。前者は、ICU・急性期一般病棟部門（CLABSI、CAUTI、VAE、VAP）とNICU部門（CLABSI、VAP）で構成されています。

参加施設のデータは統合されて、一般公開されています。また、各参加施設には、自施設の位置づけがわかるフィードバックデータが送られます。CDCのプロトコルをベースに、日本の医療状況に合うように一部修正した疾患定義を使用しています。

〈日本環境感染学会　医療器具関連感染サーベイランス部門〉
http://www.kankyokansen.org/modules/iinkai/index.php?content_id=6

☑ JANIS（ジャニス）

JANIS (Japan Nosocomial Infections Surveillance) は、厚生労働省が運営するサーベイランスシステムです。検査部門、全入院患者部門、SSI部門、ICU部門、NICU部門で構成されています。ICU部門では、人工呼吸器関連肺炎、カテーテル関連血流感染、尿路感染に関するデータを収集しています。カテーテル関連血流感染の対象には中心ラインだけでなく末梢静脈カテーテルも含まれるなど、独自の疾患定義を使用しています。

〈厚生労働省　院内感染対策サーベイランス事業JANIS　部門説明〉
https://janis.mhlw.go.jp/section/index.html#syuchu

サーベイランスデータはどのような方法で集めるのですか?

A 11

診療・検査・医事データの二次利用を積極的に行います。プロセスサーベイランスでは行動観察を要する場合があります。

アウトカム指標に関するデータは、診療・検査・医事データを利用しながら、サーベイランス担当者が能動的に収集します（➡総論Q7）。受動的なデータ収集は、緊急対応のために早期探知を要する対象（例：高度薬剤耐性菌）、あるいは各現場でなければ探知が難しい対象（例：急性胃腸症候群）に限定します。

指標の分子をカウントするために必要なデータ（➡総論Q9）は重要な臨床情報なので、診療記録や検査報告書に記載があるはずです。記載がなければ、担当部門に働きかけて改善を促します。臨床スタッフに、診療記録に記載したデータをサーベイランスデータ収集用紙に転記させることは、転記ミスやデータの欠損、疲弊につながるため避けます。

電子カルテを使用している施設では、二次利用データを自動的に抽出できれば、データ収集にかける時間と労力を大幅に節約できます。紙カルテが主流だった時代には、後方視的サーベイランスはデータの正確性が損なわれやすいとして、前方視的サーベイランスが強く推奨されていました（➡総論Q7）。しかし、現在の疾患定義に含まれるデータ項目の多くは、バイタルサインや微生物検査結果のように客観的であり、電子カルテに機械的に読み込まれるか、所定のフォームにタイプ入力されることから、不正確な記載や欠損が生じる可能性は下がっています。したがって、電子カルテデータの後方視的な二次利用が可能なら、積極的に利用することを勧めます。海外では症例を自動判定するデータスクリーニングの活用と評価が始まっています。

プロセス指標に関するデータは、分子、分母ともに、診療記録から抽出可能な場合もあれば、行動観察を要する場合もあります。たとえば、手術部位感染予防のための抗菌薬が適切なタイミングで投与された手術手技の割合を求めたい場合、麻酔記録や手術実施記録を参考にします。アウトカムサーベイランスと同様に、できるだけ二次利用データを活用するとよいでしょう。一方で、手指衛生実施率を評価するには、通常は、行動観察が必要となります。

Q12 サーベイランスデータはどのように整理するのですか？

A12 表計算ソフトを使って対象患者のラインリストを作成したり、指標の分子・分母データを時系列に整理します。

ラインリストとは、対象患者に関する情報を1人あたり1行にまとめた一覧表です。ラインリストには、患者ID、年齢、性別などの属性、入退院日、病棟、診療科、転棟・転科日といった基本情報に加え、サーベイランスの対象としている病原体・感染症（事象）の有無、事象の発生日、発生病棟と診療科、さらに事象の判定に活用した主要な情報を記載します。また、必要に応じて事象のリスク因子に関する情報を加えます。

たとえば、中心ライン関連血流感染（CLABSI）サーベイランスのラインリストには、上記の基本情報に加え、血液培養検査や症例判定の結果、留置期間を計算するための情報を載せます（**表8**）。また、必要に応じてラインの種類や挿入部位といったリスク因子に関する情報を追加します。ラインリストの情報は、事象の数をカウントするためだけでなく、症例に共通する因子を把握・改善するために活用します。たとえば、特定の病棟や診療科で発生が多いことがラインリストからわかった場合は、そこで行われている対策を見直すことにつなげます。また、検出頻度が高い病原体があれば、知られている侵入経路を遮断できないか検討します。

事象のリスク因子には、年齢や基礎疾患のように変えることが困難なものもあれば、医療器具の使用基準や使用方法のように変えることが可能なものもあります。後者について症例に共通する課題がある場合、積極的に改善を検討します。

ラインリストの作成に加えて、指標の分子・分母データを時系列に整理することも行います（**表9**）。時系列データは対策の評価に用います。たとえば、グラフを作成して、時間軸に沿った事象の発生を視覚的にとらえたり、時期や部門ごとに発生率を計算して、ベンチマークとの比較を行います。

表8　ラインリストの例：中心ライン関連血流感染サーベイランス対象患者一覧

年	年度	月	ID	年齢	性別	中心ライン種類	留置当月初日	留置当月最終日	当月DD	発生日（血培陽性日）	CLABSI有無	カテゴリー	診療科	発生病棟	菌名
2023	2023	5	112233	73	女性	CV-Line	2024/5/1	2024/5/16	15	2024/5/16	1	LCBI	救急	ICU	*Staphylococcus epidermidis*
2023	2023	5	223344	76	女性	PICC	2024/5/1	2024/5/20	19		0		総合	8A	
2024	2023	5	778899	60	男性	PICC	2024/5/1	2024/5/31	30	2024/5/9	1	MBI-LCBI	血内	5A	*Streptococcus viridans*
2023	2023	5	334455	89	男性	PICC	2024/5/3	2024/5/31	28		0		呼吸器	8B	
2023	2023	5	445566	48	女性	PICC	2024/5/10	2024/5/31	21		0		血内	5A	
2023	2023	5	556677	81	男性	CV-Line	2024/5/11	2024/5/27	16	2024/5/26	1	LCBI	心外	CCU	*Pseudomonas aeruginosa*
2024	2023	5	667788	63	女性	PICC	2024/5/13	2024/5/31	18		0		呼吸器	8B	

LCBI:laboratory-confirmed bloodstream infection　検査で確定した血流感染
MBI-LCBI:mucosal barrier injury LCBI 粘膜バリア障害検査確定血流感染
DD:device days 延べ医療器具使用日数
表では以下の項目を省略しています。
・転棟先と転棟日（病棟別DDの計算や発生病棟の判定に使用）
・入退院日（CLABSIが医療関連であるか否かの判定に使用）
・挿入・抜去日（入院期間における総DDの計算に使用）
・CLABSIのリスク因子に関するその他の情報

表9　時系列データの例：中心ライン関連血流感染　2023年度

西暦	年度	月	西暦四半期	年度四半期	病棟	区分	LCBI	MBI-LCBI	腸管	口腔	DD	PD
2024	2023	1	1Q	4Q	3A	一般病棟	0	0	0	0	167	562
2024	2023	1	1Q	4Q	3B	一般病棟	0	0	0	0	174	719
2024	2023	1	1Q	4Q	4A	一般病棟	1	1	1	0	429	756
2024	2023	1	1Q	4Q	CCU	集中治療	0	0	0	0	132	216
2024	2023	1	1Q	4Q	ICU	集中治療	1	0	0	0	154	225

DD:device days 延べ医療器具使用日数
PD:patient days 延べ患者日数
Q:quarter 四半期

Q13 サーベイランスデータはどのように活用するのですか？

A13 改善を担う人たちにフィードバックします。

サーベイランスによって医療関連感染の発生や拡大を防ぐには、フィードバックが不可欠です。フィードバックは、サーベイランスの結果をその出元に戻すことによって、改善を促す活動です。効果的なフィードバックのポイントは次の通りです。

☑ 即時性があること

データ収集からフィードバックまでの時間は短いほうが、望ましい行動への修正が起こりやすいと言われています。過去の状態を表すデータよりも、現在の状態を表すデータを示すほうが、課題の存在や改善の必要性を強く実感しやすいためです。

☑ 比較すること

健全な競争意識が働くよう、何らかの指標と比較した結果をフィードバックすることが推奨されています。比較することは評価することであり、評価しなければ改善が起きているのかわからないからです。医療機関の中では、部門、職種、期間、個人別にデータを比較することができます。また、全国的サーベイランスシステム（➡総論Q10）に参加すると、ベンチマーク*1と自施設のデータを比較することができます。

☑ 理解しやすいこと

指標の分子や分母に使われているデータや計算式、比較対象として活用しているベンチマーク、専門用語についてフィードバックを受ける側が理解できる

＊1　ベンチマーク
もともとは基準や水準という意味があるが、医療関連感染サーベイランスでは、通常、全国的サーベイランスシステムへの参加施設のデータを統合した指標、あるいは、そうした指標と比較することを指す。

よう、図表の下に解説や公式を記載したり、説明を行います。

☑ **具体的な課題と改善案を伴っていること**

フィードバックを行うときには、「何が問題なのか」と「何をすればいいのか」を明確に示すことが勧められます。

☑ **双方向であること**

フィードバックを行う部門と受ける各現場との間でデータから見える課題を共有し、改善のための具体的アクションについて協議し、同じゴールを目指す双方向のフィードバックを行います。こうした作業を通して改善の成功体験を積むことにより、課題が他人事ではなく自分事となり、それを解決できるという自己効力感が高まります。

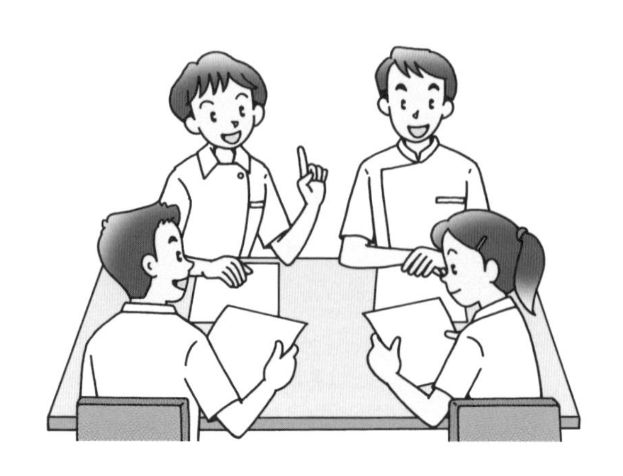

改善の目標値はどのように設定するのですか？

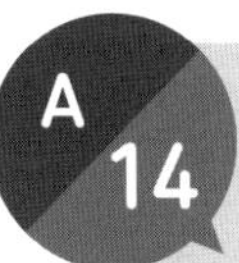

ベンチマークや医療機関のベースラインをもとに設定します。

改善の目標値は、ベンチマークや医療機関のベースラインを参考にして設定するとよいでしょう。たとえば、参加している全国的サーベイランスの還元情報やデータサマリーに示された特定のパーセンタイル*1あるいは平均値を選択することができます。地域連携の病院グループで共通の目標値を設定することもできます。ただし、その場合は医療機関の機能や規模の違いを考慮します。また、医療機関の過去の実績に基づいて目標値を決めることもあります。たとえば前年度を指標として、これよりも望ましい数値を目標にすることができます。

目標値は、関係者と協議のうえ、設定します。特に重要と考えられる指標は、医療機関の質改善プログラムに組み込み、幹部のリーダーシップの下、組織全体で達成を目指す課題に位置づけることが勧められます（**表10**）。

表10　**組織全体の質改善プログラムに組み込まれた医療関連感染指標の目標値の例**

・手指衛生実施率	85%以上
・中心ライン関連血流感染	1.0/1,000中心ライン使用日数以下
・カテーテル関連尿路感染	1.0/1,000カテーテル使用日数以下
・人工呼吸器関連肺炎	1.0/1,000人工呼吸器装着日数以下

＊1　パーセンタイル
数値を大きい順に並べたとき、Xパーセンタイルに全体のX%が含まれる。中央に位置する数値を50パーセンタイルまたは中央値と言う。たとえば、1、3、7、12、18、25、42という7つの数字から成るデータセットの中央値は12であり、データの50%は12より小さく、残りは12より大きいことがわかる。また、25パーセンタイル（第1四分位数）と75パーセンタイル（第3四分位数）の間にはデータの約50%が含まれることになり、この範囲を四分位範囲（interquartile range：IQR）と言う。

Q15 サーベイランスを実施するためには、どのような組織体制が必要ですか？

A15 組織のリーダーがサーベイランスの目的を理解し、研修を受けた担当者の配置、業務時間の確保、精度の高いデータ収集とデータを活用した積極的かつ組織横断的な改善を支援する組織体制が求められます。

第三者機関による認証を受ける医療機関には、医療関連感染のリスク評価と改善を行うことが要求されるため、サーベイランスを実施することについて幹部や管理職の理解は得られやすいかと思います。

とはいえ、サーベイランスの本質的な目的は認証ではなく質改善であり、そのためには、研修を受けた担当者の配置、十分な作業時間の確保、精度の高いデータ収集、データを活用しながら行う積極的で組織横断的な改善活動に対し、支援を提供する必要があるということまで理解されているとは限りません。

医療の質改善にかかわるステークホルダーは、①改善を行う人々、②改善に影響を与える人々、③改善状況に関心がある人々に大きく分けることができます。組織のリーダーは②に当たります。

感染対策チームには、病院機能評価をはじめとする外圧を利用しながら、サーベイランスの必要性、データから見える課題、科学的根拠に基づく対策を講じることにより見込まれる成果について、定期的に、なおかつ丁寧に説明することを通して、質改善に対する最大のインフルエンサーである組織のリーダーに影響を与え続けるフォロワーとなる役割も求められています。

サーベイランスに必要な組織体制

☑ **幹部の理解と支援**

組織のリーダーが医療の質の評価と改善におけるサーベイランスの重要性を理解し、以下に掲げる項目について実体を伴う支援を提供することが重要です。

☑ **研修を受けた担当者の配置**

精度の高いサーベイランスデータを得るには、サーベイランスに関する基本的な研修を受けている担当者を配置する必要があります。

☑ **業務時間の確保**

リスク評価の結果、医療機関に必要と考えられるサーベイランスを行うための十分な勤務時間を確保します。

☑ **情報システム支援**

データ収集を効率的に行うための工夫が必要です。電子カルテを使用している医療機関では、サーベイランスに必要なデータを抽出して二次利用することにより、短時間で効率的にサーベイランスを行うことが可能になります。

☑ **改善のための積極的かつ組織横断的なデータ活用**

医療の質改善にかかわるあらゆるステークホルダーにデータをフィードバックし、積極的かつ組織的な改善活動を推進します（➡総論Q13）。

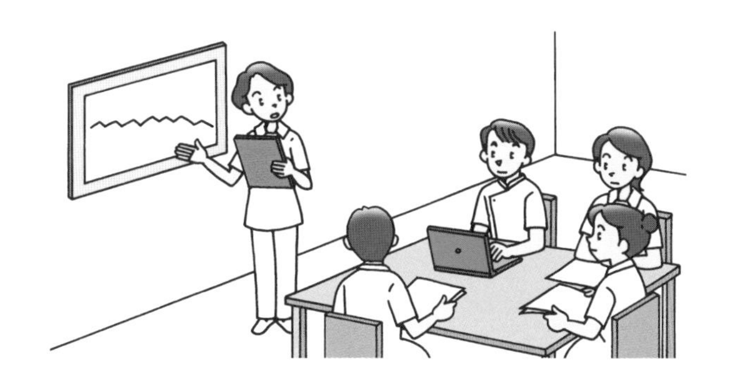

総論：参考文献

- World Health Organization : Guidelines on Core Components of Infection Prevention and Control Programmes at the National and Acute Health Care Facility Level.
〈https://apps.who.int/iris/bitstream/handle/10665/251730/9789241549929-eng.pdf?sequence=1&isAllowed=y〉
- Nolan T W : Execution of Strategic Improvement Initiatives to Produce System-Level Results. IHI Innovation Series white paper. Cambridge, MA: Institute for Healthcare Improvement; 2007.
〈https://www.ihi.org/sites/default/files/IHIExecutionofStrategicImprovementInitiativesWhitePaper2007.pdf〉
- Zingg W, Holmes A, Dettenkofer M, et al. : Hospital organisation, management, and structure for prevention of health-care-associated infection: a systematic review and expert consensus. Lancet Infect Dis 2015;15(2):212-24.
- Donabedian, A. : An introduction to quality assurance in health care. 1st ed. New York, Oxford University Press, 2002.
- Weber DJ and Talbot TR. : Chapter 2　Infectious Disease Surveillance in Healthcare Settings. In: Mayhall's Hospital Epidemiology & Infection Prevention 5th ed. Wolters Kluwer, 2021.
- AMR臨床リファレンスセンター：全米医療安全ネットワーク(NHSN)患者安全コンポーネントマニュアル
〈https://amr.ncgm.go.jp/pdf/medic-m4.pdf〉
- 日本環境感染学会：医療器具関連感染サーベイランス部門.
〈http://www.kankyokansen.org/modules/iinkai/index.php?content_id=6〉
- 厚生労働省：院内感染対策サーベイランス事業JANIS　部門説明.
〈https://janis.mhlw.go.jp/section/index.html#syuchu〉

各論 1

医療関連感染サーベイランスの流れ

すべての対象に共通する手順

STEP 1　対象を選ぶ

STEP 2　データを集める

STEP 3　データを使う

各論 1 医療関連感染サーベイランスの流れ

要点

各論1では、サーベイランスの全体的な流れを説明します。各論1の内容は、さまざまな病原体や感染症のサーベイランスに活用することができます。

- サーベイランスの第一歩は、医療機関で問題となりやすい病原体や感染症に関する情報収集です。信頼性の高い情報源から、最新の情報を得るようにします。このうち、自施設で対応する可能性があるものは原則的にすべてサーベイランスの対象とします。

- 対象のうち、日常的に発生しているものや、緊急対応を要さないものは、担当者が積極的かつ定期的に検査レポートや診療記録から発生を確認します。発生がまれなものや、緊急対応を要するものは、発生を把握した部門から速やかに感染対策担当者が報告を受ける体制を整えます。タイムリーに正確な情報を得るために、発生の定義や報告の運用は明文化し、関係者と共有します。

- 微生物検査室、各臨床現場、情報システム室といったサーベイランスにかかわる部門とは密なコミュニケーションを図り、良好な人間関係を築くことは、円滑なサーベイランスの運営につながります。

- データの精度と正確性を維持するために、症例判定には、妥当性が検証された一定の疾患定義を使用し、研修を通して、判定を行う人の技能を向上・均一化します。

- 臨床培養で病原体（主に薬剤耐性菌）が検出された患者を、新規と新規以外、市中獲得と病院獲得に区別する方法や、同一患者から同一の病原体が検出された場合のカウントの仕方は、参加しているサーベイランスシステムのプロトコルを参考にします。

- サーベイランスで活用する代表的な指標が、何を評価するものなのか、どのような分子と分母で構成されているのか明確に理解しておくことが、正確な現状評価と情報伝達を助けます。

- サーベイランスデータはランチャートや管理図にまとめて、関係者に定期的にフィードバックします。集計や解析作業は、マイクロソフト・エクセルのようなデータ集計ソフトを使うと効率的に行うことができます。

各論1　医療関連感染サーベイランスの流れ

STEP 1 対象を選ぶ

Q1

サーベイランスは、何から始めればよいのですか？

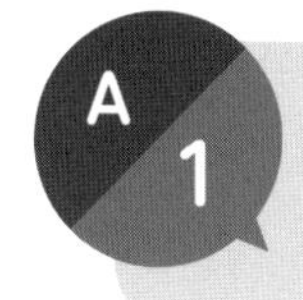

主要な医療関連感染や、その原因となる病原体について情報収集しましょう。

サーベイランスの対象となる病原体・感染症を選ぶためには、医療機関で問題となることがある病原体・感染症の種類と特徴について、知っておく必要があります。

たとえば、米国や欧州連合で行われた有病率調査によると、最も多い医療関連感染は肺炎で、全体の2割以上を占め、そのうちの約3割が人工呼吸器の使用に関連して起きています。手術部位感染も約2割を占めます。血流感染や尿路感染は全体の1〜2割ですが、その多くはカテーテルの使用に関連して起きています。消化器感染症は欧米間で差がみられますが、多くは*Clostridioides difficile*（*C.difficile*）によるものです（**表1**）。

表1　医療関連感染に関する有病率調査の結果

	米国（2015年）[1] 199施設：12,299人	欧州CDC（2016-2017年）[2] 1,274施設：325,737人
肺炎	26.2%　（約35%が人工呼吸器関連）	21.4%　（約30%が人工呼吸器関連）
消化器感染症	25.7%　（約70%が*C.difficile*関連）	8.9%　（約55%が*C.difficile*関連）
手術部位感染	23.8%	18.4%
血流感染	14.9%　（約70%がカテーテル関連）	10.8%　（約75%がカテーテル関連）
尿路感染	9.5%　（約60%がカテーテル関連）	18.9%　（約60%がカテーテル関連）

1) Magill SS, O'Leary E, Janelle SJ, et al. : Changes in Prevalence of Health Care–Associated Infections in U.S. Hospitals. N Engl J Med 2018;379(18) :1732–44.
2) European Centre for Disease Prevention and Control. : Point prevalence survey of healthcare-associated infections and antimicrobial use in European acute care hospitals, 2016-2017. Stockholm : ECDC; 2023.
文献1）2）を基に作成

医療関連感染を引き起こす薬剤耐性菌については、世界保健機関（World Health Organization：WHO）の「抗菌薬の開発が急がれる病原体」や、米国疾病対策センター（Centers for Infection Prevention and Control：CDC）の「脅威となっている病原体」のリストが参考になります。これらのリストに掲載されている薬剤耐性菌のうち、医療施設内で伝播し、重篤な医療関連感染を引き起こすことがあるものには以下があります。

- カルバペネム耐性腸内細菌目細菌
- カルバペネム耐性アシネトバクター・バウマニ
- カルバペネム耐性緑膿菌
- ESBL産生腸内細菌目細菌
- バンコマイシン耐性腸球菌
- バンコマイシン耐性黄色ブドウ球菌
- メチシリン耐性黄色ブドウ球菌
- *Clostridioides difficile*
- *Candida auris*

ここまでに示した医療器具・手技関連感染や薬剤耐性菌に関する情報収集は、少なくとも急性期医療を提供する医療機関では必須です。それ以外の医療機関では、リスク評価に基づいて情報収集を行う対象を選択します。

地域から医療機関内に持ち込まれて広がることがある感染症についても、情報を集めておくとよいでしょう。このような感染症には、新型コロナウイルス感染症（COVID-19）のように通年流行しているもの、インフルエンザ、RSウイルス感染症、ウイルス性胃腸炎のように毎年流行期があるもの、マイコプラズマ肺炎のように数年おきに流行を繰り返すもの、麻疹や百日咳、劇症型溶血性レンサ球菌感染症のように不定期に流行を起こすものがあります。また、角化型疥癬のように、施設間移動によって広がる感染症もあります。

頻度は高くありませんが、重症熱性血小板減少症候群（SFTS）やジカウイルス感染症のようにダニや蚊を介して広がる節足動物媒介感染症は、医療機関内で血液曝露による職業感染を起こすことがあります。

マスギャザリング[*1]開催地やインバウンド観光客が多い地域の医療機関では、

＊1　マスギャザリング
特定の場所に、特定の目的を共有する大勢の人々が、特定の期間集まることを指し、計画的に開催される場合もあれば、自然発生する場合もある。前者の例には、オリンピックや万博のような文化的イベント、聖地巡礼のような宗教的イベント、G20サミットのような政治的イベントがあり、後者の例には抗議運動や難民キャンプがある。マスギャザリングは、開催・発生地域において公衆衛生や医療のための資源に負荷をかけやすい。

侵襲性髄膜炎菌感染症や薬剤耐性結核のように海外に流行地域がある感染症の輸入例に接する機会が高まります。新興感染症の発生動向にも注視する必要があります。新興感染症には、中東呼吸器症候群（MERS）のように主に海外で発生しているもの、エムポックスのように既に国内でも発生しているもの、新型インフルエンザのように近い将来発生すると予想されているもの、2019年当時の新型コロナウイルス感染症のように想定外に発生するものがあります。

医療環境も感染源となることがあります。レジオネラ症や侵襲性アスペルギルス症のように汚染された水や空気を介して伝播するもの、汚染された食品を介して伝播するものも押さえておきます。炭疽や天然痘のような生物兵器として使われる可能性がある病原体についても勉強しておくとよいでしょう。

情報収集するにあたり、信頼性の高い情報源を次項でいくつかご紹介します。施設のリスクに見合うサーベイランスを計画し、実践するには、常に最新の情報にあたって知識をアップデートすることも大切です。

▶ サーベイランスの指標選択に使える情報源

ウェブサイト：国内

☑ **AMR臨床リファレンスセンター**　https://amrcrc.ncgm.go.jp/

薬剤耐性（antimicrobial resistance：AMR）対策のために、国立国際医療研究センター内につくられた組織です(注)。一般の方と医療関係者向けに、AMRに関する情報がわかりやすく解説されています。啓発資料も豊富です。

☑ **感染対策連携共通プラットフォーム J-SIPHE**　https://j-siphe.ncgm.go.jp/

AMR臨床リファレンスセンターが運用する全国的サーベイランスシステムです。年報が一般公開されており、「微生物・耐性菌」の章では、サーベイランスの対象とすることが推奨される指標を確認することができます。

☑ **国立感染症研究所**(注)　https://www.niid.go.jp/niid/ja/

感染症や病原体に関する解説、ガイドライン、発生動向を含め、多岐にわたる情報が掲載されています。トップページ左側のメニューからは疾患名で検索することができます。

注　2025年度に国立国際医療研究センターと国立感染症研究所を統合した「国立健康危機管理研究機構」が創設される予定となっている。

☑ **厚生労働省院内感染対策サーベイランス事業（JANIS）**

https://janis.mhlw.go.jp/

厚生労働省が運営する全国的サーベイランスシステムです。全5部門のうち検査部門では、JANIS参加施設における薬剤耐性菌の分離状況が公開されています。年報に掲載されている「特定の耐性菌が分離された医療機関の割合」という表には、主要な多剤耐性菌がリストアップされており、サーベイランスの対象となる病原体を選ぶ際の参考になります。

☑ **厚生労働省検疫所FORTH**　https://www.forth.go.jp/index.html

海外で流行している感染症に関する情報がまとめられています。

ウェブサイト：海外

☑ **CDC Healthcare-associated Infections（HAIs）**

https://www.cdc.gov/hai/index.html

米国疾病対策センター（CDC）が運営するサイトで、主要な医療関連感染やその原因微生物に関する最新情報が豊富です。週報の「The Morbidity and Mortality Weekly Report（MMWR）」には主に米国内で発生している病原体・感染症に関する詳細な情報が掲載されます。また、新興・再興感染症に関する情報をまとめた「Emerging Infectious Diseases」を毎月発行しています。

☑ **ECDC Healthcare-associated infections**

https://www.ecdc.europa.eu/en/healthcare-associated-infections

欧州連合の欧州疾病対策センター（European Centre for Disease Prevention and Control：ECDC）が運営するサイトです。欧州における医療関連感染の発生状況や対策について知ることができます。

☑ **WHO Infection Prevention and Control**

https://www.who.int/teams/integrated-health-services/infection-prevention-control

世界保健機関（WHO）が、感染予防・制御についてグローバルな視点で情報を発信しています。全世界を対象としているため、経済的に恵まれた国だけでなく、資源が限られる国でも活用できるガイドラインを発行しています。

Disease Outbreak News（DONs）〈https://www.who.int/emergencies/disease-outbreak-news〉のページでは、世界各地で流行している感染症の最新

情報を定期的に掲載しています。鳥インフルエンザ、エボラウイルス疾患、中東呼吸器症候群（MERS）などの新興・再興感染症の流行状況について確認したいときに役立ちます。

☑ **CIDRAP** https://www.cidrap.umn.edu

米国ミネソタ大学の感染症研究・政策センター（Center for Infectious Disease Research and Policy：CIDRAP）のサイトです。健康危機管理や感染症対策について情報を発信しています。Infectious Disease Topics のページではテーマ別に記事を検索することができます。

学術研究団体（学会）

☑ **日本環境感染学会** http://www.kankyokansen.org/

感染予防・制御の領域では国内最大規模の学会です。毎年夏に開催される学術集会では、初学者向けの講演が多数行われます。ホームページには感染対策に関するガイドラインや教材が掲載されています。全国的サーベイランスシステムであるJHAIS（Japanese Healthcare Associated Infections Surveillance）の運営も行っています。また、「日本環境感染学会誌」という学術誌を発行しています。

☑ **感染制御専門家協会（Association for Professionals in Infection Control and Epidemiology：APIC）** https://www.apic.org

APICは1972年に設立された感染予防と制御に関する大規模な学会です。米国を中心として世界各国に会員がいます。その多くは医療機関で感染予防を担当する看護師です。そのため、APICが発行するガイドラインや学会誌は実践的な内容のものが多いのが特徴です。また、会員数が1万人を超えるため、政治的な影響力が大きいのもこの学会の特徴と言えます。「American Journal of Infection Control（AJIC）」という学術誌を発行しています。

☑ **米国医療疫学学会（Society for Healthcare Epidemiology of America：SHEA）**

https://www.shea-online.org

SHEAは、主に感染症の疫学研究の結果を医療現場に応用することを目指して、1980年に設立された学会です。APICが実践的であるのと比べて、学術的な要素が強い学会です。「Infection Control & Hospital Epidemiology（ICHE）」という学術誌を発行しています。また、APICおよび米国感染症学会（Infectious Disease Society of America：IDSA）と合同で医療関連感染対策に関するガイドラインを発行しています。

定期刊行誌

☑「インフェクション・コントロール」　メディカ出版
☑「J-IDEO」　中外医学社

最近注目されている病原体感染症に関する解説を読むことができます。

学術誌

定期刊行誌に掲載される情報の一次資料である、査読論文を読むことができます。

〈臨床医学〉

☑ Lancet
☑ New England Journal of Medicine (NEJM)
☑ Journal of the American Medical Association (JAMA)
☑ Annals of Internal Medicine

〈臨床感染症・感染対策〉

☑ Clinical Infectious Diseases (CID)
☑ Infection Control and Hospital Epidemiology (ICHE)
☑ American Journal of Infection Control (AJIC)

〈基礎医学〉

☑ Nature
☑ Cell
☑ Science

サーベイランスの対象となる病原体・感染症はどのように選ぶのですか？

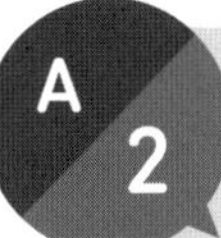

自施設で対応する可能性があるものは原則的にすべて対象とします。

Q1で情報収集した主要な病原体・感染症のうち、自施設で対応する可能性があるものを洗い出してみましょう。これらは原則的にすべてサーベイランスの対象とします。

医療器具関連感染・手術部位感染

- 肺炎は最も発生割合が高い医療関連感染ですが、人工呼吸器の使用に関連して起きているものは3割程度です。とはいえ、人工呼吸器関連肺炎を起こすと重症化しやすいことや、効果的な予防策が存在することを考えると、集中治療室のように人工呼吸器の使用頻度が高い部門において、サーベイランスの対象とすることには意義があります。
- 医療関連の血流感染や尿路感染の多くは、中心ラインや膀胱留置カテーテルの使用に関連して起きています。近年は薬剤耐性菌による感染も増えています。一方で、これらはカテーテルの挿入時や挿入中の対策を評価し、改善することにより予防できる可能性が高い感染症でもあります。したがって中心ラインや膀胱留置カテーテルを使用する部門では、中心ライン関連血流感染、カテーテル関連尿路感染のサーベイランスを行うことが勧められます。
- 手術部位感染も同様に、手術を行うこと自体がリスクとなりますが、リスクを下げる効果的な対策も存在することから、病院で実施されている手術手技を対象としたサーベイランスを行うことは有益です。

薬剤耐性菌・*C.difficile*

- 薬剤耐性菌の保菌者は、その後、感染症を起こすリスクが高まります。一部の薬剤耐性菌は重篤な感染症を起こすことが知られています。また、効果的な治療薬が限られるものもあります。

- 保菌・感染者が増えると、隔離期間の延長、個人防護具をはじめとする医療材料の購入と廃棄にかかる費用の増加、退院・転院の延期や病棟閉鎖に伴う減収など、さまざまな負の影響が生じます。
- サーベイランスによって入院患者に占める保菌・感染症患者の割合や、新たに保菌・感染症を起こした患者の割合を確認することで、伝播のリスクや介入の優先度を評価することができます。高度薬剤耐性菌が検出された場合は、伝播拡大防止のための迅速な介入も可能になります。

速やかな隔離、接触者の把握と対応、曝露後予防が必要となる感染症

- 疑った時点で速やかに隔離し、必要に応じて接触者調査や検査、曝露後予防が必要となる感染症はすべてサーベイランスの対象とします。
- 麻疹、風疹、ムンプス、水痘・播種性帯状疱疹、インフルエンザ、COVID-19、流行性角結膜炎、ウイルス性胃腸炎のように伝播性の強いウイルス感染症は、医療機関に出入りする人によって持ち込まれ、集団感染を起こすことがあります。
- 流行期には、集団感染を早期発見するために、症候群サーベイランスの対象とすることもあります。
- 結核、角化型疥癬、侵襲性髄膜炎菌感染症は、接触者の検査や曝露後予防が必要となる感染症です。
- SFTS、エムポックス、劇症型溶血性レンサ球菌感染症のように、血液・体液曝露により、ときに重篤な職業感染を引き起こす感染症についても、対応時の状況や曝露後予防の必要性を評価するために把握します。

環境由来の感染症

- 免疫不全患者の侵襲性アスペルギルス症やレジオネラ症は環境由来です。施設内に感染源がある場合、放置すると感染者が増加するため、施設内で感染したと考えられるケースが発生した場合は、速やかに把握する必要があります。

その他

- 新興感染症が発生した場合は、疾患定義に含まれている症状や徴候がみられる患者を把握できる体制を整えます。確定診断に時間を要する場合は症候群サーベイランスを併用します。
- 短期間のうちに、特定の病原体が陽性となる患者や特定の症状・徴候がみら

れる患者の発生が続く場合は、施設内での共通感染源への曝露や、病原体の継続的な伝播が疑われることから、そうした状況を把握した人から感染対策担当者に速やかに報告が行われる体制を整えます。

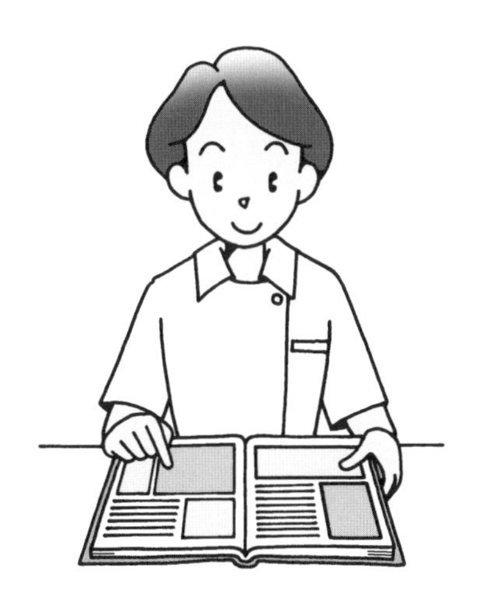

STEP 2 データを集める

Q3 サーベイランスの対象となる病原体・感染症の発生はどのように把握するのですか？

A3 発生頻度と緊急性に応じて、情報収集の方法を区別します（表2）。

☑ 日常的に発生、対応の緊急性は低い ⇨ 積極的、定期的に確認する

メチシリン耐性黄色ブドウ球菌（MRSA）、*C.difficile*感染症、中心ライン関連血流感染のように日常的に発生がみられ、個々のケースに対して隔離状況の確認や曝露後予防などの緊急対応を要さない病原体や感染症は、感染対策担当者が定期的に微生物検査レポートや診療記録から発生状況を確認するとよいでしょう。データベースからの自動抽出が可能だと作業効率が上がります。ただし、発生頻度が日常の水準を超えており、アウトブレイクが疑われる場合は、発生を最初に疑った部門からタイムリーに報告を受けられるようにします。

☑ まれに発生し、対応の緊急性が高い ⇨ 発生を疑った部門から報告を受ける

カルバペネマーゼ産生腸内細菌目細菌に代表される高度薬剤耐性菌や麻疹のように発生が比較的まれで、拡大を防ぐために隔離状況の確認や曝露後予防が必要となる病原体や感染症は、発生を疑った部門から感染対策担当者にすみやかに報告されるよう、報告基準やルートを決めておきます。

表2　発生頻度と緊急性に応じた情報収集方法

発生頻度／緊急性	対象となる病原体・感染症の例	情報収集方法
日常的に発生 緊急性低い	・MRSAのように日常的に検出される薬剤耐性菌 ・*C.difficile*感染症、中心ライン関連血流感染、カテーテル関連尿路感染のように日常的に発生する感染症	積極的、定期的に発生状況を確認する
まれに発生 緊急性高い	・カルバペネマーゼ産生腸内細菌目細菌のように隔離状況の確認やスクリーニング検査が必要となる高度薬剤耐性菌 ・結核や麻疹のように隔離状況の確認や接触者対応が必要となる感染症 ・針刺し・切創・汚染のように発生後早期に検査や曝露後予防が必要となる事象 ・インフルエンザ、ウイルス性胃腸炎、流行性角結膜炎、COVID-19のように集団感染の早期発見と対応を要する感染症流行性ウイルスの院内発生例	発生を疑った部門から速やかに発生報告を受ける

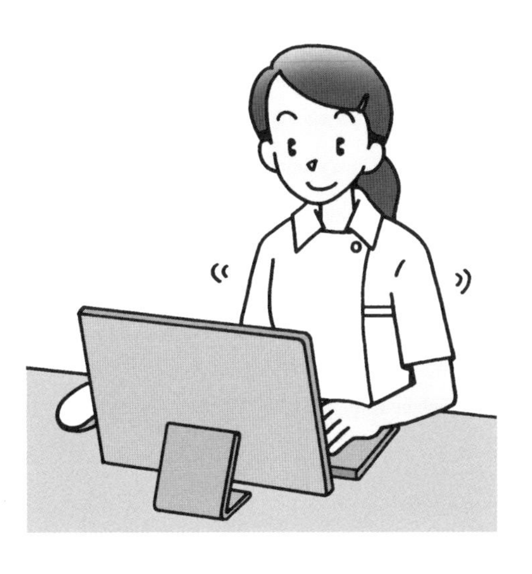

サーベイランスの対象となる病原体・感染症の発生がわかったら、初めに何をすればよいのですか？

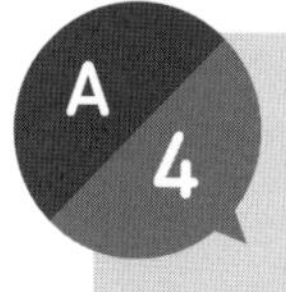

発生した現場と情報を共有します。また、必要に応じて隔離予防策の実施状況を確認し、接触者への対応の必要性や内容を検討します。ラインリストや発生率は定期的にフィードバックします。

日常的に発生があり、発生頻度が通常の水準を超えておらず、感染対策担当者から指示されなくても現場が手順通りに隔離予防策を実施することができる病原体・感染症の場合は、最新の発生情報を共有できる何らかの仕組みがあれば通常は十分です。たとえば、「主要な薬剤耐性菌の保菌者リストを感染対策担当者が1日1回各病棟に配信する」といった仕組みです。

ただし、伝播した場合の影響が大きい病原体・感染症については、情報の共有にとどまらず、適切な隔離予防策が実施できているかどうかを早急に確認するとともに、接触者に対する曝露後予防や検査の必要性についても評価を行います。

サーベイランスデータをもとに作成したラインリストや、病棟・診療科別の発生率は、可能な限り早めにフィードバックします。

Q5 どのようなときにアウトブレイクを疑うのですか？

A5 特定の病原体・感染症が、日常的な水準を超えて発生している場合、アウトブレイクを疑う必要があります。

以下の状況では、アウトブレイクを疑います。

☑ 病原体・感染症の発生件数が通常よりも多い。

自施設での発生が珍しくない病原体・感染症が、通常よりも多く発生していると思われるときはアウトブレイクを疑います。

たとえば…
- MRSAのスクリーニング培養検査を実施しているA病院のNICUでは、新規陽性患者数の月平均は0.3人だが、ある1週間に5人の検体から新たにMRSAが検出された。
- 下痢の出現後に*C.difficile*感染症と確定診断された患者が昨日まで入院していた4人部屋に現在入院中の患者3人のうち、2人に下痢が新たに出現した。
- インフルエンザ流行期に、同じ病棟に勤務する看護師3人にインフルエンザ様症状が新たに出現した。

☑ 重大な結果を引き起こす懸念がある病原体・感染症が1例発生した。

重症化、長期的障害、集団感染といった重大な結果を引き起こす懸念がある病原体・感染症は、1例の発生を把握した時点でアウトブレイクの可能性を疑って対応します。

たとえば…
- 入院20日目の免疫不全状態にある患者がレジオネラ症を発症した。
- 入院後10日目の患者から、カルバペネマーゼ産生腸内細菌目細菌が初めて検出された。
- 病棟で麻疹の患者が発生した。

☑ 日常的に監視していない病原体・感染症の発生が続いている。

日常の監視対象としていない病原体・感染症は、ベースラインがわかりませんが、発生が続く場合はアウトブレイクを疑います。また、可能であれば過去にさかのぼる後方視的サーベイランスを行って、ベースラインを明らかにします。

たとえば…
- 1週間以内にICUに入院中の患者3人の喀痰から黄色ブドウ球菌が検出された。
- ある1日に採取したNICU患児4人のスクリーニング培養検体から*Bacillus cereus*が検出された。

Column②

疑似アウトブレイク

同時期に同一菌種が検出された患者が複数発生した場合でも、検査結果と症状や経過に矛盾がある場合や、疫学的リンク*がみられない場合は、見せかけのアウトブレイク（疑似アウトブレイク：pseudo-outbreak）の可能性があります。これまでに医療機器の洗浄水、消毒薬、局所麻酔薬、検査機器や試薬の汚染が原因で起きた疑似アウトブレイクが多数報告されています。菌種は結核菌、非結核性抗酸菌、緑膿菌、レジオネラ属菌、セラチア菌、肺炎桿菌、黄色ブドウ球菌、真菌など多岐にわたり、薬剤耐性菌も含まれます。

たとえば、以下のような疑似アウトブレイクの報告があります。

- 複数の入院および外来患者の尿から薬剤耐性緑膿菌が検出されたが、病棟や診療科が異なるなど、患者同士に疫学的リンクはなく、同期間に尿以外の検体からの薬剤耐性緑膿菌の検出はなかったことから、疑似アウトブレイクが疑われた。全自動尿中有形成分分析装置から遺伝子学的に同一と考えられる薬剤耐性緑膿菌が検出され、尿検体の汚染が疑われた。
- 半年間に渡り、複数の患者の気管支肺胞洗浄液から非定型抗酸菌が検出されたが、遺伝子解析の結果、気管支鏡の洗浄水の汚染によるものであることが判明した。

病原体・感染症の発生件数や頻度が「いつもより多い」状態＝アウトブレイクとは限りませんが、こうした状態を早期に把握できる体制を構築し、把握したらまずはアウトブレイクの発生を疑うことが重要です。

*疫学的リンク
感染源と考えられる人やモノ、環境への曝露が疑われる状況

Column③

「いつもより多い」を表す疫学用語

病原体・感染症の発生頻度が日常の水準を超えている状態を表す複数の用語があります。それぞれの意味を理解し、正確に使うことが重要です。

クラスター（集積） Cluster

- 限定された場所と時間において、日常のレベルを超えて集中的に発生する症例群
- 流行が発生しているとは限らない

エンデミック　Endemic

- ある地域において日常的に発生していること
- 「普段」の状態

エピデミック（流行） Epidemic

- ある地域において日常の水準を超えて発生していること
- 「異常」な状態

アウトブレイク　Outbreak

- エピデミックと同義だが、より狭いエリアにおける流行を指すことが多い（医療機関、限定された地域など）

パンデミック Pandemic

- 複数の国や大陸をまたいで発生するエピデミック
- 例：新型インフルエンザのパンデミック

サーベイランスデータはどのように記録するのでしょうか？

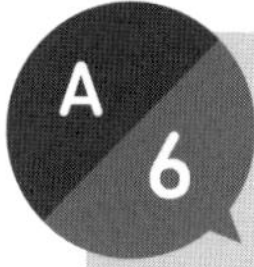

ラインリストを作成するとよいでしょう。

ラインリスト（➡総論Q12）の作成には、通常、マイクロソフト・エクセルなどのデータ集計ソフトを用います。病原体・感染症ごとに、スプレッドシート＊1を分け、患者情報を1人あたり1行に記録します（**表3**）。1つのセルには、1つの変数＊2に関するデータのみ入力します（**表4**）。解析や図表の作成がしやすくなるので、データは可能な限り半角数字で表すことが勧められます。

変数はサーベイランスを始める前に決めておきます。少なくとも、疾患定義に基づいて症例をカウントしたり、指標の分母を計算するために使う変数は必要です（➡総論Q9）。ラインリストは、患者間に共通するリスク因子（たとえば、病棟や診療科、使用している医療器具や挿入部位など）を探るために活用することもあるので、対象としている病原体・感染症の既知のリスク因子に関する変数も含めておくことが勧められます。

電子カルテからデータを自動的に抽出できる場合、変数の数は作業者負担にそれほど影響しませんし、後から追加することも比較的容易です。しかし、データ収集を手作業で行う場合は、変数が多い場合や、後から追加した変数に関するデータ収集が必要になる場合は負担が増すので、データ項目の選定は初めから慎重に行います。

表3　**ラインリストの例**

	A	B	C	D	E	F	G
1	項目 / 患者情報	ID	生年月日	性別	入院日	退院日	…
2	患者A	12345	1952/3/6	0	2024/1/5	2024/1/24	
3	患者B	67891	1975/8/13	1	2023/11/4	2024/1/25	
4	⋮						

表4　ラインリストに含めるデータ項目例

患者属性	ID番号 性別 生年月日または年齢
移動情報	入退院日 病棟・診療科 転室・転棟・転科日
検査情報	項目・材料 採取・実施日 結果
症状・徴候	疾患定義に含まれている症状・徴候と出現日
対象医療器具情報	種類 挿入部位 挿入日・抜去日 挿入手技実施者名
対象手技情報	手技名 実施日 実施場所 実施者 開始・終了時刻
その他	症例判定に必要なデータ項目 リスク因子に関する項目

＊1　スプレッドシート
データ集計ソフトで用いる行と列からなる集計用紙。

＊2　変数
身長、体重、疾患の有無のように対象ごとにさまざまな値を取るもの。

薬剤耐性菌のスクリーニングはどのような場合に行うのですか？

保菌を早期に把握することが感染症による重症化や伝播を防ぐと考えられる場合に行います。

医療機関で行われる微生物検査には、保菌者の早期発見のために行うスクリーニング*1と、感染症の診断や治療のために行う臨床培養*2があります（**図1**）。スクリーニングは対象となる細菌と患者を限定して行うのが一般的です。

スクリーニング

感染症の疑いの有無にかかわらず、対象者全員に実施します。実施にあたり、対象となる患者の条件、目的菌、検査材料、検査のタイミングや頻度、目的菌が検出された場合の対応を定めたプロトコルを作成します。

カルバペネマーゼ産生腸内細菌目細菌に代表される高度薬剤耐性菌の伝播防止、NICUでのMRSA伝播防止、黄色ブドウ球菌による心臓血管外科手術後の手術部位感染防止を目的としたスクリーニングが広く実施されています。

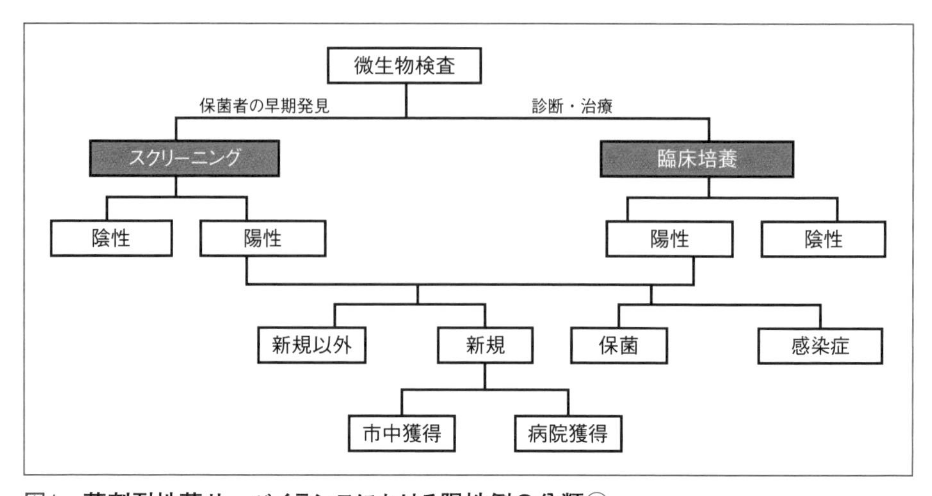

図1　**薬剤耐性菌サーベイランスにおける陽性例の分類①**

臨床培養

感染症が疑われる患者に対し、診断や治療を行う目的で実施します。臨床培養で検出された微生物が感染症の起因菌であるとは限らず、保菌の場合や、検査材料が汚染されている場合もあります。薬剤耐性菌サーベイランスでは、スクリーニングで検出された薬剤耐性菌と、臨床培養で検出された薬剤耐性菌は分けて集計することが推奨されます。

＊1　スクリーニング
積極的スクリーニング（active screening）、積極的監視培養（active surveillance culture）、積極的監視検査（active surveillance testing）とも呼ばれる。

＊2　臨床培養
実際には培養以外の検査法も利用するが、スクリーニングと区別するために臨床培養（clinical culture）と言うことが多い。

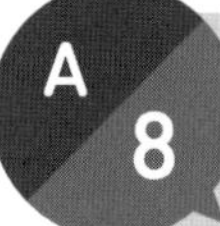

Q8 保菌例と感染症例は、分けてカウントするのですか?

A8 保菌例と感染症例を分けずにカウントする場合と、感染症例のみカウントする場合があります。

微生物検査検体から分離された病原体は、以下のA~Cに基づいて分類することができます（**図2**）。

A 保菌例か感染症例か

B 新規か否か（➡各論1 Q9）

C 市中獲得か病院獲得か（➡各論1 Q10）

保菌例と感染症例を分けてカウントする必要性は、それによって何を評価したいかによって変わります。

たとえば、薬剤耐性菌サーベイランスで、病棟での薬剤耐性菌の伝播のしやすさ（広がりやすさ）や獲得のしやすさ（もらいやすさ）を評価したい場合はどうでしょうか。保菌者と感染症を起こした患者はどちらも感染源となることがあり、感染対策の対象になりますので、両者は通常区別しません（➡各論1 Q12）。

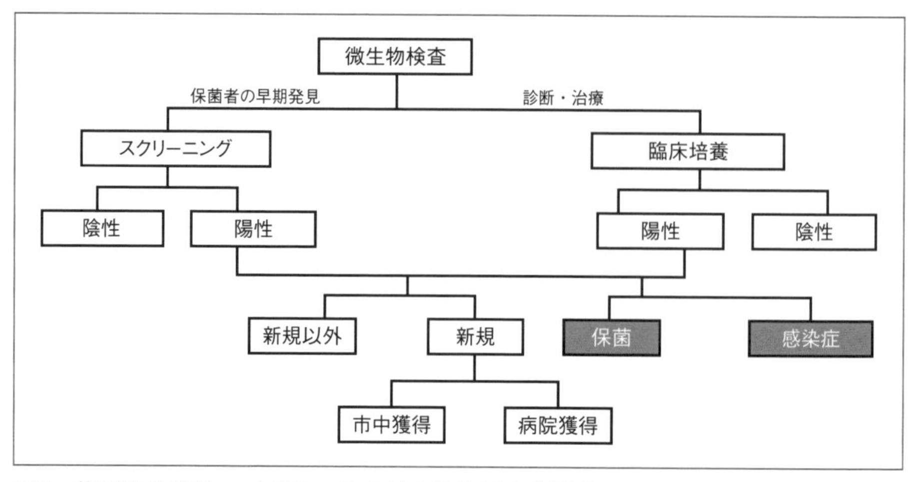

図2　薬剤耐性菌サーベイランスにおける陽性例の分類②

一方で、医療器具・手技関連感染やその他の感染症のサーベイランスによって、重症化や死亡につながり得る予防可能な感染症が病院でどのくらい起きているのか評価したい場合は、対象となる感染症を起こした患者を、疾患定義を使って明らかにします。

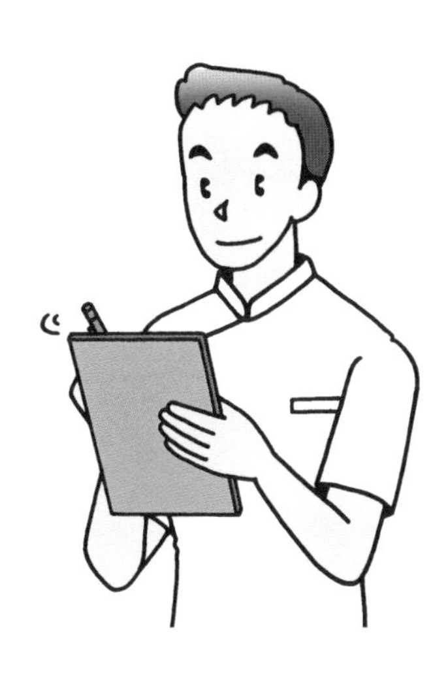

Q9 病原体の検出や感染症の発生が「新規」であるかどうかは、どのように判断するのですか?

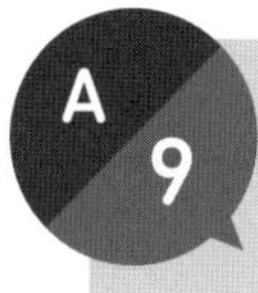

A9 サーベイランスシステムが定める判定基準に基づいて区別します。

サーベイランスで把握した病原体の検出や感染症の発生（以下、ケース）は、新規とそうでないケースに区別されます（**図3**）。新規か否かの区別は、発生率（➡各論1Q12）を計算するにあたり必要になります。新規とは、初めて起きたという意味ですが、病原体の獲得や感染症の発生がいつ起きたのか特定することは通常は困難なので、J-SIPHEやJHAISなどのサーベイランスシステムが定める判定基準に基づいて、新規か否かを区別します。

たとえば、全国的サーベイランスシステムであるJ-SIPHEのプロトコルでは、微生物・耐性菌関連情報を入力する際は、「過去一定期間（たとえば90日間）に同一菌種の検出がみられなかった場合を新規」としてカウントした患者数を入力するように定めています。

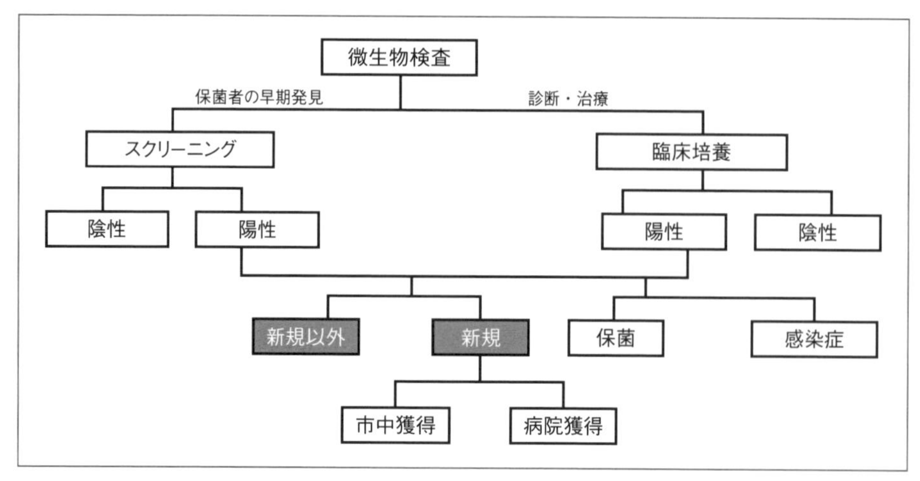

図3　薬剤耐性菌サーベイランスにおける陽性例の分類③

Q10 新規と判定したケースが「病院獲得」かどうかは、どのように判断するのですか？

A10 これもサーベイランスシステムが定める判定基準に基づいて区別します。

サーベイランスで把握した新規のケースは、市中獲得（community-acquired）と病院獲得（hospital-acquired）に区別されます[＊1]（**図4**）。病院獲得か否かの区別は、感染対策を評価するうえで必要になります。

市中獲得とは、入院時にはすでに存在したと考えられるケースで、病院獲得とは入院後に起きたと考えられるケースです。ただし、これも新規の判定と同様に、獲得・発生した時期を正確に知ることは困難なので、判定基準を使って区別します。

たとえば、米国疾病対策センター（CDC）のサーベイランス事業である全米医療安全ネットワーク（National Healthcare Safety Network：NHSN）[＊2]の定義（2024年1月版）では、入院日を1日目として3日目までに採取された検体から検出された薬剤耐性菌を市中獲得、4日目以降を病院獲得として区別しており、国内の全国的サーベイランスシステムJ-SIPHEもこれに準拠した定義を用いています。

この定義に基づくと、たとえば、入院初日に採取した尿から検出されたカルバペネム耐性緑膿菌は市中獲得、入院6日目に採取した尿から検出されたESBL産生*K.pneumoniae*は病院獲得と判定されることになります（**図5**）。

＊1　市中獲得と病院獲得
市中獲得を市中発症（community-onset）、病院獲得を病院発症（hospital-onset）と呼ぶ場合がある。

＊2　全米医療安全ネットワーク（National Healthcare Safety Network：NHSN）
米国CDCが管理する医療安全にかかわるサーベイランスシステム。多くの国や医療機関がNHSNのプロトコルを参考に、サーベイランスを実施している。

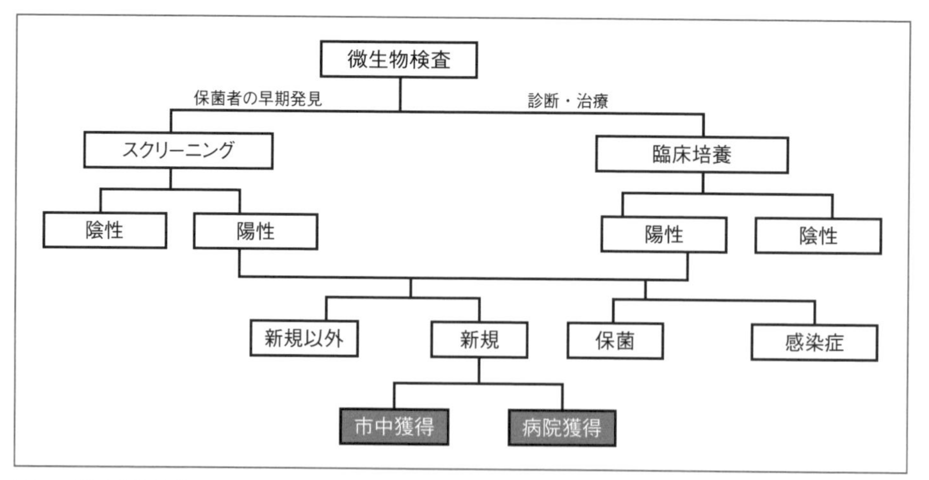

図4　薬剤耐性菌サーベイランスにおける陽性例の分類④

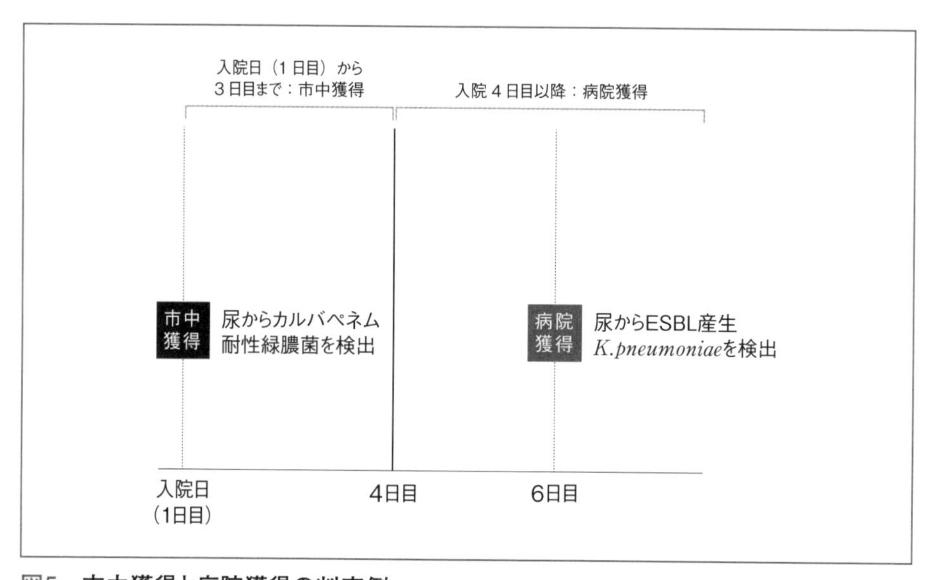

図5　市中獲得と病院獲得の判定例

Q11 同じ患者から同じ薬剤耐性菌が複数回検出された場合、どのようにカウントするのですか？

A11 通常は、1人の患者につき、菌種ごとに、初回の検出のみをカウントします。

同一患者から同一の薬剤耐性菌が複数回検出された場合、一般的には、菌種ごとに初回の検出のみをカウントします（1患者1菌種1陽性）。

初回検出から長期間経過した後に、再び同じ薬剤耐性菌が検出された場合、これを新規とカウントするかしないかは、参加しているサーベイランスシステムの判定基準によります。たとえば、J-SIPHEは、微生物・耐性菌の新規検出患者数として「過去90日以内に同一菌の検出がなく、当該月に対象菌が新規に検出された患者数」を入力するように指示しています。

たとえば…

佐藤さんの場合

7月10日 入院
7月20日 気道分泌物からMRSAを検出
7月25日 血液からMRSAを検出

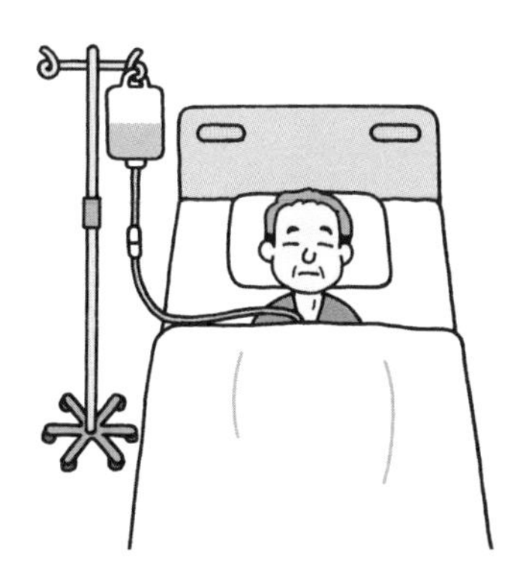

佐藤さんの場合、7月20日にMRSAが検出されているので、1件とカウントします。7月25日に再び検出されたMRSAは、カウントしません。

たとえば…

山田さんの場合

7月10日 入院

7月20日　尿からESBL産生*E.coli*を検出

7月25日　気道分泌物からESBL産生*K.pneumoniae*を検出

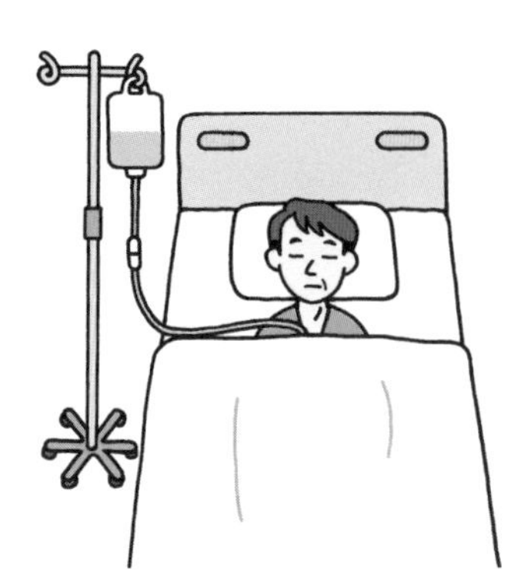

山田さんの場合は7月20日にESBL産生*E.coli*（大腸菌）が検出されているので、1件と数えます。7月25日にもESBL産生菌が検出されていますが、前回とは異なる菌種である*K.pneumoniae*（肺炎杆菌）が検出されています。

このように菌種が異なる場合は、他の患者からの新たな伝播が起きた可能性もあれば、同一患者の体内でESBL産生遺伝子の伝達が起きた可能性もあり、通常は区別が困難です。このような場合に2件とカウントするか、1件とするかは各施設で取り決めるか、参加しているサーベイランスシステムの判定基準を参考にします。

STEP 3 データを使う

Q12 医療関連感染サーベイランスで用いることが多いアウトカム指標には、どのようなものがありますか？

A12 有病率と発生率があります。

病原体・感染症サーベイランスで用いることが多いアウトカム指標には、有病率と発生率があります。それぞれ、評価しているものが異なります（**表5**）。これらの指標に関する用語は以下の通りです。

☑ **有病者数（prevalence）**

- 一定の観察期間に存在するすべての症例数。

☑ **有病率（prevalence rate）**

- 入院患者数などの分母に占める有病者数の割合を百分率で表したもの。
- 正確には割合（proportion）であるが、率（rate）と表現されることが多いため、本書でも有病率という表現を用いている（➡Column ④）。

☑ **発生者数（incidence）**

- 一定の観察期間に新たに発生した症例数。

☑ **発生率（incidence rate）**

- 入院患者数などの分母に占める発生者数の割合を百分率で表したもの。
- 正確には割合（proportion）であるが、率（rate）と表現されることが多いため、本書でも発生率という表現を用いている（➡Column ④）。

☑ **発生率または発生密度（incidence density）**

- 一定の延べ患者日数（patient days）や延べ医療器具使用日数（device days）あたりの発生数。

表5　医療関連感染サーベイランスにおいて有病率と発生率が評価するもの

有病率	広がりやすさ（伝播）や疾病負荷の指標	・特定の場所、期間において、対象にしている病原体・感染症の広がりやすさや疾病負荷[*1]を評価する指標 ・特定の時点または期間の入院患者に占める保菌・感染症患者（指標によっては感染症患者のみ）の割合として表す。通常は病院獲得か否かは問わない ・例：2024年1月5日0時時点の入院患者に占めるMRSA保菌・感染症患者の割合
発生率	起こりやすさ（獲得）の指標	・特定の場所、期間において、対象にしている病原体・感染症の新規獲得や発症のしやすさを評価する指標 ・特定の期間の入院患者に占める新規かつ病院獲得の保菌・感染症患者の割合として表す ・例：2024年1月1日～3月30日の入院患者に占める新規MRSA病院獲得患者の割合

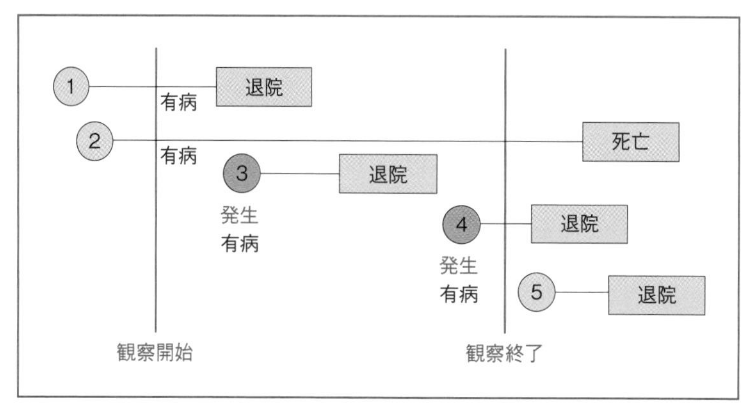

図6　有病と発生の違い

図6の◯印は、ある感染症を起こした患者を表しています。観察期間中の発生者数は観察開始後に発症した2例（③④）ですが、有病者数は観察開始から終了まで存在した4例（①～④）です。

＊1　疾病負荷
感染症などの健康問題が集団にもたらす影響であり、罹患率、死亡率、経済的損失などの種々の指標で測定される。

Column④

発生頻度を表す指標:比、割合、率とは

私たちが日ごろ何気なく使っている比、割合、率という用語は、疫学では次のように区別されます。本書ではこれらの定義を踏まえつつ、主に米国疾病対策センター（CDC）に準拠した用語を使用しています。

比（ratio）

- “りんご対みかん”のように、お互いに無関係の2つの数値を比較するための指標です。
- 医療関連感染サーベイランスでよく使われる「比」には、医療器具使用比や相対リスクがあります。

割合（proportion）

- 部分と全体を比較するための指標です。そのため、分子は分母に含まれています。
- 入院患者に占めるMRSA陽性患者は、「割合」の一例です。
- 実際は割合なのに、習慣的に「率」と呼んでいる指標があります。

率（rate）

- ある出来事が、特定のリスク集団において、一定の時間（期間）内に発生する頻度です。
- 「割合」と大きく異なるのは、時間の要素が含まれる点です。
- 率の例として、1,000入院日数あたりの新規MRSA病院獲得患者数があります。
- 異なる場所、集団における発生頻度を比較するため、リスクの大きさを評価することができます。
- 習慣的に「率」と呼ばれている指標の多くは、実は「割合」です。

医療関連感染サーベイランスにおいて有病率は、どのように計算し、活用するのですか？

A13

医療関連感染サーベイランスにおいて有病率は、対象となっている病原体の保菌または感染症のある患者が入院患者に占める割合を表します。有病率は、病原体や感染症の広がりやすさや疾病負荷を評価する指標です。

☑ 有病率の計算

MRSAを例に説明しましょう。

$$\text{MRSA 有病率(\%)} = \frac{\text{ある1時点（または期間）の MRSA 陽性入院患者数（人）}}{\text{同じ時点（または期間）の入院患者数（人）}} \times 100$$

分子のMRSA陽性入院患者数は、評価時点（期間）にMRSAを持っていることが判明している患者数ですので、保菌と感染症例、病院獲得と市中獲得は区別しません。

ここで示したMRSAの有病「率」は実際には有病「割合」ですが（➡各論1Q12）、習慣的に有病率と呼ばれていますので、本書でもそのように表現しています。データのフィードバックを行う場合は、「MRSA陽性患者割合」のように、より正確で誰にもわかりやすい表現を使用し、指標の分子と分母の定義や計算式、単位を明記しておくとよいでしょう。

☑ 薬剤耐性菌サーベイランスにおける有病率の活用

薬剤耐性菌の有病率を、保菌圧（colonization pressure）と呼ぶことがあります。保菌圧が高い時期や部門では、薬剤耐性菌で汚染された医療関係者の手指や高頻度接触表面と患者が直接的または間接的に接触する機会が増えるため、伝播が起こりやすい状況にあると考えられます。

たとえば… 1月20日のMRSA陽性率が、A病棟で20%、B病棟で2%だったとします。この場合、A病棟はB病棟に比べてMRSAが広がりやすい状況にあり、注意が必要です。

Q14 医療関連感染サーベイランスにおいて発生率は、どのように計算し、活用するのですか？

A14

医療関連感染サーベイランスにおいて「発生率」と呼ばれる指標には、以下の2つがあります。

A 実際には発生割合（incidence proportion）である発生率
→ある期間、ある部門において、新規かつ病院獲得の保菌者・感染症患者数（以下、発生者数）が入院患者に占める割合

B 発生率（incidence rate）または発生密度（incidence density）
→ある期間、ある部門における、一定の入院日数や医療器具使用日数あたりの発生者数

いずれも病原体のもらいやすさや感染症の起こしやすさを評価する指標です。

☑ 発生率の計算

MRSAを例に説明します。ここでは、上記のAをMRSA発生割合、BをMRSA発生率と表現します。

A

$$\text{MRSA 発生割合(\%)} = \frac{\text{ある期間中に、入院 4 日目以降新たにMRSA 陽性となった入院患者数(人)}}{\text{分子と同じ期間の入院患者数（人）}} \times 100$$

B

$$\text{MRSA 発生率} = \frac{\text{ある期間中に、入院4日目以降新たにMRSA 陽性となった入院患者数(人)}}{\text{分子と同じ期間の延べ患者日数}} \times \text{1,000、10,000など}$$

（単位:対1,000患者日数、対10,000患者日数など）

上の2つの指標の分子はいずれも評価期間に発生した新規かつ病院獲得のMRSA陽性例の数であり、保菌と感染症例は区別していません。

一方で分母は異なります。発生割合の分母は入院患者数ですが、発生率の分母は延べ患者日数です。薬剤耐性菌サーベイランスで新たな保菌・感染が起こるリスクを部門間や病院間で比較したいならば、分母には延べ患者日数を用いるのが望ましいです。薬剤耐性菌を新たに獲得するリスクは、患者数だけでなく、個々の患者の入院期間の長さの影響を受ける（長いほどリスクが高い）と

考えられるからです。

ただし、単一の病棟あるいは単一の病院全体での経時的な変化を追うだけならば、「発生割合」を見るだけでも十分です。実際に発生割合と発生率を計算すると、どちらも同じような結果になるからです。

たとえば… **表6**のように同一病院内の場合は、各月の「患者数」と「延べ患者日数」の比がほぼ一定であるため、どちらを分母にしても結果（「MRSA発生割合」と「MRSA発生率」）の解釈は変わりません。

しかし、平均在院日数が異なる病院間のデータを比較する場合は、入院期間の長さを反映する「延べ患者日数」を分母にした指標を用いるのが望ましいでしょう。

表6　A病院の入院患者におけるMRSA発生割合と発生率の比較（2024年1月～6月）

月	新規MRSA陽性患者数（発生者数）A	入院患者数 B	延べ患者日数 C	MRSA発生割合 A ÷ B × 100	MRSA発生率 A ÷ C × 1,000
1月	13	1315	13711	0.99	0.95
2月	19	1322	12244	1.44	1.55
3月	12	1350	13092	0.89	0.92
4月	15	1401	14151	1.07	1.06
5月	9	1311	14341	0.69	0.63
6月	12	1401	13822	0.86	0.87

Column⑤

薬剤耐性菌の有病率と発生率の関係

薬剤耐性菌を持つ入院患者の割合（有病率）が上昇している時期は、新たにその薬剤耐性菌を獲得する患者の割合（発生率）も上昇することが知られています。たとえば、入院時のMRSA陽性患者の割合が30％以上になると、新たに入院してきた患者が入院後にMRSAを獲得するリスクが5倍に増えるという報告があります。

薬剤耐性菌の陽性（有病）率が高い部署や時期は、新規陽性（発生）率が増える可能性がありますから、優先的に介入し、感染対策を強化する必要があります。

Q15 抗菌薬使用量の評価指標にはどのようなものがありますか？

A15 医療機関における使用量の評価指標であるAUD（DDDs/100 bed days）、DOT、AUD/DOTと、国や地域における使用量の評価指標であるDIDがあります。

不必要かつ不適切な抗菌薬の使用を減らすことは薬剤耐性（AMR）の出現を防ぐことにつながります。抗菌薬の種類別に抗菌薬使用量（antimicrobial usage：AMU）の推移を見ることで、抗菌薬適正使用支援チームによる介入の必要性や効果を評価することができます。ここでは医療機関におけるAMUの評価指標であるAUD、DOT、AUD/DOTと、地域における使用量の評価指標であるDIDを紹介します。

AUD（DDDs/100 bed days）

$$\text{AUD(DDDs/100 bed days)} = \frac{\text{ある場所における、ある期間の抗菌薬使用量（力価）(g)/DDD(g)}}{\text{同じ場所・期間の延べ病床日数（bed days）}} \times 100$$

☑ 用語の説明

AUD：antimicrobial use density　抗菌薬使用密度

- 海外では一般的にDDDs/100 bed daysと表記される。

DDD：defined daily dose　規定一日投与量

- WHOが抗菌薬ごとに定めるAMUの単位である。
- 「体重70kgの成人が抗菌薬の主な適応症に罹患し、中等症と診断された場合に用いられる1日あたりの平均投与量」を表し、抗菌薬の種類や投与経路に応じて規定されている。たとえば、メロペネムのDDDは3gである。
- 治療のために推奨される投与量とは異なる。

- 小児や腎機能が低下した患者のように抗菌薬の減量を要する患者が多い施設のAUDは、見かけ上、小さくなる。
- DDDは数年に1回変更されることがある。最新のDDDは下記で確認できる。
  WHO Collaborating Centre for Drug Statistics Methodology（WHOCC）
  https://www.whocc.no/atc_ddd_index/

Bed days：延べ病床日数

- 日をまたいで病院に滞在している患者の延べ数である。
- 厚生労働省は毎日24時時点の入院患者数を使用することを推奨している。
- 延べ患者日数（patient days）を用いる場合もある。

力価：薬剤の有効成分の重量

☑ 解釈の仕方

- たとえば、A病院における2024年度の抗菌薬X（DDD 3g）のAUDがYだった場合、「A病院では2024年度に入院患者100人（または1,000人）あたり抗菌薬Xを1日3g投与する患者がY人いた」と解釈する。

☑ 活用の仕方

- 特定の抗菌薬の使用量の変化を把握することができる。
- 病棟別、診療科別、医療機関別、国別のAUDを比較することができる。
- 薬剤耐性菌の発率や耐性率と併せて評価するとよい。

DOTs/100 bed days

$$\text{DOTs/100 bed days} = \frac{\text{ある場所における、ある期間の抗菌薬使用日数（日）}}{\text{同じ場所・期間の延べ病床日数（bed days）}} \times 100$$

☑ 用語の説明

DOT：days of therapy　抗菌薬使用日数

- 米国CDCが考案したAMUの単位である。
- 使用回数や量は考えず、抗菌薬の種類ごとの投与日数を使用する。
- 患者ごとの投与日数データが必要となる。

☑ 解釈の仕方

- たとえば、A病院で2024年4月の抗菌薬XのDOTsがYだった場合、「A病院では、2024年4月に抗菌薬Xが入院患者100人（または1,000人）あたりY日投与された」と解釈する。

☑ 活用の仕方

- 投与量を反映しない指標であるため、小児、腎機能が低下した患者、集中治療室の患者など、使用量がDDDと乖離しやすい患者集団を含むか否かを考慮することなく、比較することができる。

AUD/DOT

$$\text{AUD/DOT} = \frac{\text{ある期間の AUD}}{\text{同じ期間の DOT}}$$

☑ 解釈の仕方

- 1日用量のみが増えているときや不適切に長期化していた使用期間が是正された場合に増加傾向となる。投与日数または投与患者数が増加している場合は、横ばいまたは減少傾向となる。

☑ 活用の仕方

- 抗菌薬の使用状況の変化を把握することができる。

DDDs/人口1,000人/日（DID）

DDDs/ 人口 1,000 人 / 日（DID）

$$= \frac{\text{ある国・地域における、ある期間の 1 日あたりの抗菌薬使用量（力価）(g)/DDD(g)}}{\text{同じ国・地域、同じ期間における住民数}} \times 1{,}000$$

☑ 解釈の仕方

- 特定の国や地域における人口1,000人・1日あたりのAMUを表す。
- たとえば、2021年の日本における経口セファロスポリン系薬のDIDは2.11であったが、これは、「2021年に日本では経口セファロスポリン系薬を処方された国民が1日につき1,000人あたり2.11人いる」と解釈する。

☑ 活用の仕方

- 国や地域におけるAMUの動向からAMR対策の効果や課題を知るのに役立つ。国や地域同士の比較もできる。
- たとえば、「薬剤耐性（AMR）対策アクションプラン（2016-2020）」において、販売量に基づく経口フルオロキノロン系薬のDIDを50％削減することを目標に掲げていた。取り組みを行った結果、同薬のDIDは2013年の2.83から2021年には1.48と 43.7％の減少を認めたものの、目標は達成できなかった。これを受けて、2023-2027期のアクションプランでは、目標値が30％減少（1.23 DID）に設定されている。こうした国や地域におけるAMR対策の内容を理解するうえで、DIDについて知っていると有用である。

Q16 すべての部門について、指標を計算するのですか？

A16
次のような選択肢があります。
・病院の包括的な指標を計算する
・病棟や診療科ごとに指標を計算する

☑ 病院の包括的な指標を計算する

小規模病院に向いていますが、大規模病院でも行います。

たとえば… S病院（40床）では、全入院患者を対象に、主要な薬剤耐性菌の新規・病院獲得患者数を明らかにし、菌種ごとに算出した病院の包括的な発生率（菌種ごとの新規・病院獲得患者数／全入院患者数×100）を感染対策委員会で毎月報告しています。

☑ 病棟や診療科ごとに指標の計算を行う

複数の病棟や診療科を持つ、中～大規模病院に向いています。すべての部門について計算するか、一部の部門に限定するかは、対象としている病原体・感染症の伝播や獲得が、それぞれの部門でどのくらい起こりやすいかによります。たとえば、薬剤耐性菌の場合、入院自体が伝播や新規獲得のリスクとなるため、通常はすべての部門を対象にします。一方で、医療器具関連感染は対象となる医療器具をまったく使用しない部門や極めてまれにしか使用しない部門は対象外となりますが、使用している場合はリスクが存在しますので、対象とします。

たとえば… P病院（500床）では、全入院患者を対象に、主要な薬剤耐性菌の新規・病院獲得患者数を明らかにし、菌種ごと、病棟ごとに算出した発生率（菌種ごと、病棟ごとの新規・病院獲得患者数／病棟ごとの入院患者数×100）を毎月報告しています。これに加え、人工呼吸器を使用する3つの集中治療室を対象に「人工呼吸器関連肺炎発生率」を、また、中心ラインと膀胱留置カテーテルを使用するすべての病棟を対象に、「中心ライン関連血流感染発生率」と「カテーテル関連尿路感染発生率」を四半期ごとに報告しています。

Column⑥

薬剤耐性の評価指標

薬剤耐性（antimicrobial resistance：AMR）の現状や対策を評価するために活用されている代表的な指標を紹介します。詳細は、全国的サーベイランスシステムであるJ-SIPHE、JANISのプロトコルを参考にしてください（➡総論Q10）。

指標	単位	分子	分母	定数	評価の視点
薬剤耐性菌検出率（➡各論1 Q14）	10,000患者日数あたり新規検出件数	ある場所と期間における特定の薬剤耐性菌の新規検出数	分子と同じ場所・同じ期間の延べ患者日数	10,000（または1,000）	医療機関内で薬剤耐性菌を新たに獲得するリスク
薬剤耐性菌保菌圧（➡各論1 Q13）	%	ある場所のある一時点における薬剤耐性菌保菌および感染症例数	分子と同じ場所・同じ一時点における入院患者数	100	医療機関内で薬剤耐性菌が伝播するリスク
耐性率	%	対象菌種（属、科、目など）において特定の抗菌薬に耐性を示す菌の分離患者数	対象菌種（属、科、目など）の分離患者数	100	対象菌種に対して期待される抗菌薬の効果[注)]
血液培養複数セット率	%	ある場所と期間における総提出セット数－1セットのみ提出数（小児科は除外） 1セット＝嫌気ボトル＋好気ボトル	分子と同じ場所・期間における総提出セット数（小児科は除外）	100	適切な検査の実施状況（複数セット採取により検出感度が向上し、汚染の判断が容易になる）
血液培養陽性率	%	ある場所と期間における陽性セット数	分子と同じ場所・期間における総提出セット数	%	必要な患者に対し、タイムリーに実施されているか（5～15％が適正とされる）
血液培養汚染率	%	ある場所と期間において複数セットのうち1セットのみから汚染菌が検出された提出検体数	分子と同じ場所・期間の複数セット提出検体数	100	検体の質（米国の平均的な汚染率は2～3%）

注：国が掲げる目標値、薬剤耐性（AMR）対策アクションプラン2023-2027を参照
https://www.mhlw.go.jp/stf/seisakunitsuite/bunya/0000120172.html

Q17 サーベイランスデータは、どのように評価するのですか？

A17 ランチャートや管理図をつくると、現状を視覚的に把握し、介入による改善が起きているか、またそれが維持されているかを評価することができます。

サーベイランスでは、感染リスクや対策に関する指標を継続的にモニタリングします。その作業から得られた時系列データを、ランチャートや管理図を使って視覚化すると、ベースラインを把握することが可能になります。ベースラインとは、病原体・感染症の検出・発生や感染対策実施率の日常的な水準であり、改善が起きているか評価するための参照基準になります。

▶ ランチャート（run chart）

連続変数[*1]の値を時系列順にプロットした折れ線グラフをランチャート（run chart）と言います。たとえば、サーベイランスから得られた月ごとの発生率や実施率を使って、ランチャートを作成することができます。

ランチャートには、こうした指標の日常的な水準（ベンチマーク）や介入による改善のインパクトを簡便、迅速、視覚的に把握することができるという利点があります。また、測定値が少ない段階でも作成することが可能です。

ランチャートの横軸は時間（日、週、月など）、縦軸は指標の単位（発生件数、発生率、％など）です。横軸は少し先の時点まで伸ばしておいてもよいでしょう。グラフの中心にはデータの中央値を表すラインを引き、時系列順に並んだ測定値を表す点を線でつないだ折れ線グラフを描きます（**図7**）。改善のための介入やその他の特記事項は、グラフ中にその時期がわかるように示すとよいでしょう。目標値のラインを追加することもできます。

＊1　連続変数
時間や人数のように何らかの測定尺度を用いて収集された量的データ。

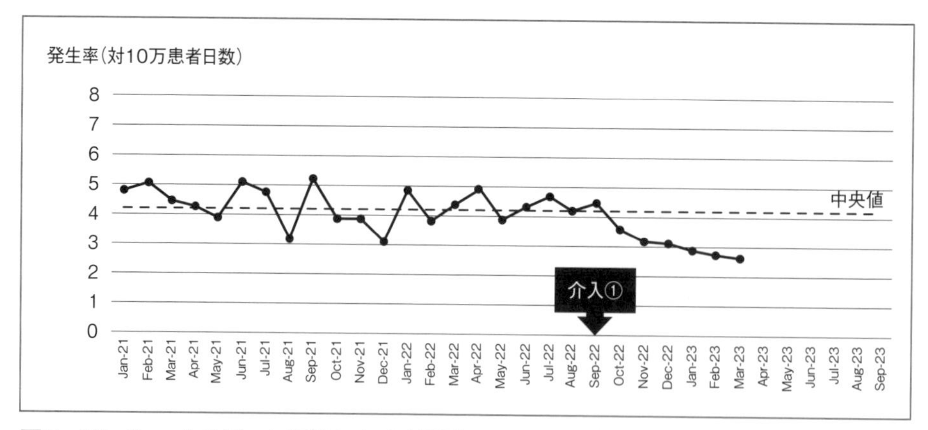

図7　**ランチャートの例：A病棟における月別*C.difficile*感染症発生率の推移（2021年1月～2023年3月）**

ランチャートが以下の①～④の1つ以上に該当する場合、データの変動が特殊原因（special cause）*2で起きている可能性があり、該当するものがなければ共通原因（common cause）*3によって起きている可能性があると判断します。*C.difficile*感染症（CDI）発生率のランチャート（**図7**）を見ると、2022年10月からシフトが起きており、図示された「介入①」が特殊原因である可能性が伺えます。

ランチャートで確認できたデータの変動についてより詳しく評価するには、後述する管理図を作成することが勧められます。

①シフト（shift）：6つのデータポイントが連続して中央値の上または下で推移している（中央値と同値のデータポイントは数に入れない）。

②トレンド（trend）：5つのデータポイントが連続して上昇または下降している（同値が連続する場合は最初の値のみをカウントする）。

③ラン（run）の数：runとは中央値の片側に連続しているデータポイントであるが、折れ線が中央値をまたぐ回数がrunの数に相当する。runの数が多すぎるか少なすぎる場合は特殊原因による変動の可能性がある。

④外れ値（astronomical point）：他のデータポイントから明らかに大きく外れたデータポイントが存在する。

＊2　特殊原因変動（special cause variation）
改善や不具合によって生じる変動。

＊3　共通原因変動（common cause variation）
現在のシステムに内在する変動。

管理図（control chart）

1. 管理図とは

管理図（control chart）とは、品質管理に用いる統計学的ツールの1つで、工程*4の安定性、改善の必要性や効果を評価するために用いられます。管理図は、サーベイランスデータを使って作成することができます。

管理図にはさまざまな種類がありますが、ここでは医療の質改善で広く活用されているI-MR管理図（individual-moving range chart）を紹介します。I-MR管理図は、サブグループをつくる必要がない、つまり、1時点につき1測定値から成る連続変数を使ってつくる管理図です。個別管理図（I管理図）と移動範囲管理図（MR管理図）の2つから構成されますが、作図するのはI管理図のみで十分です。

たとえば、ICUにおける毎月の中心ライン関連血流感染発生率、病棟ごとの毎月の*C.difficile*感染症（CDI）発生率、診療科ごとの手指衛生実施率をプロットしたI-MR管理図を作成することができます。

I-MR管理図は他の管理図に比べて、特殊原因による変動を探知する感度が低いという欠点がありますが、サーベイランスを通して定期的に得られるデータをそのままプロットし、平均値や管理限界*5と照らし合わせてデータの動きを見ることで、工程の現状を把握できるという簡便さがあります。

また、1つの指標に対して1つの管理図を作成するので、1つの部門を複数の指標で評価する場合には、各指標の管理図を1枚の用紙に並べて、当該部門にフィードバックすることが可能です（**図8**）。

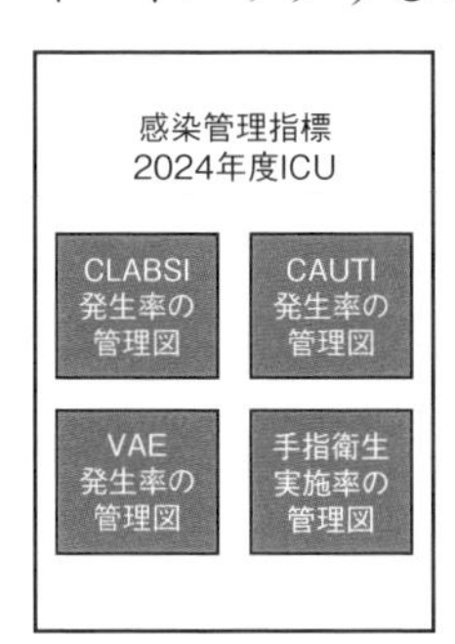

図8　**フィードバックのために複数の指標の管理図を1枚の用紙にレイアウトした例**

＊4　工程
管理図を用いて評価しようとしている作業手順や商品に関連するデータ。感染管理に応用した場合は、感染対策や感染症の発生率などを指す。

＊5　管理限界
工程が制御されているときにデータがばらつく範囲を示した線。

I-MR管理図は、測定値が20～80個の範囲にあるときに作成することが勧められます。測定値が少ない場合は、四半期ごとから月ごとに、月ごとから週ごとにデータを分割して測定値を増やすことを検討します。

反対に、測定値が多い場合は、週ごとから月ごとに、月ごとから四半期ごとに合算することを検討します。測定値が20個に満たなければ、12個に達した時点で暫定的に中心線と管理限界を計算し、20個に至るまで、測定値が増えるたびに更新します。

2. I-MR管理図のつくり方

I-MR管理図は、データ集計ソフトを使って簡単につくることができます。データをスプレッドシートに並べ（**図9**）、グラフ作成機能を使って折れ線グラフをつくります（**図10**）。

☑ I管理図

- 個々の測定値の変動を表します。
- 中心線はデータの平均値（$\bar{X}$）です。
- 以下のように工程標準誤差（σ）を求め、平均値の上下に±１～３標準誤差（σ）のラインを引きます。$\pm 3\sigma$が管理限界です。

$$\sigma = \frac{\bar{X}}{d_2}$$

- d_2はあらかじめ決められた品質管理係数で、I-MR管理図の場合は1.128です。

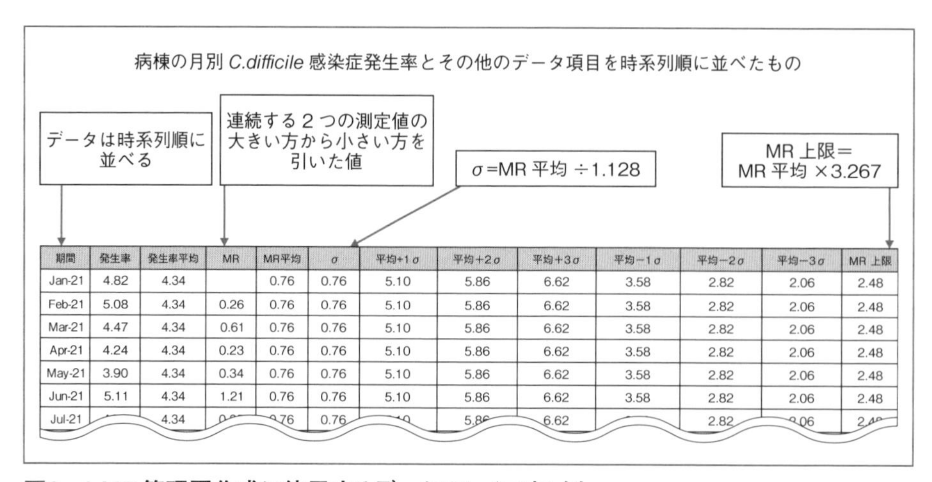

期間	発生率	発生率平均	MR	MR平均	σ	平均+1σ	平均+2σ	平均+3σ	平均−1σ	平均−2σ	平均−3σ	MR 上限
Jan-21	4.82	4.34		0.76	0.76	5.10	5.86	6.62	3.58	2.82	2.06	2.48
Feb-21	5.08	4.34	0.26	0.76	0.76	5.10	5.86	6.62	3.58	2.82	2.06	2.48
Mar-21	4.47	4.34	0.61	0.76	0.76	5.10	5.86	6.62	3.58	2.82	2.06	2.48
Apr-21	4.24	4.34	0.23	0.76	0.76	5.10	5.86	6.62	3.58	2.82	2.06	2.48
May-21	3.90	4.34	0.34	0.76	0.76	5.10	5.86	6.62	3.58	2.82	2.06	2.48
Jun-21	5.11	4.34	1.21	0.76	0.76	5.10	5.86	6.62	3.58	2.82	2.06	2.48
Jul-21	[illegible]	4.34	[illegible]	[illegible]	0.76	[illegible]	[illegible]	6.62	[illegible]	2.82	[illegible]	[illegible]

図9　I-MR管理図作成に使用するデータのレイアウト例

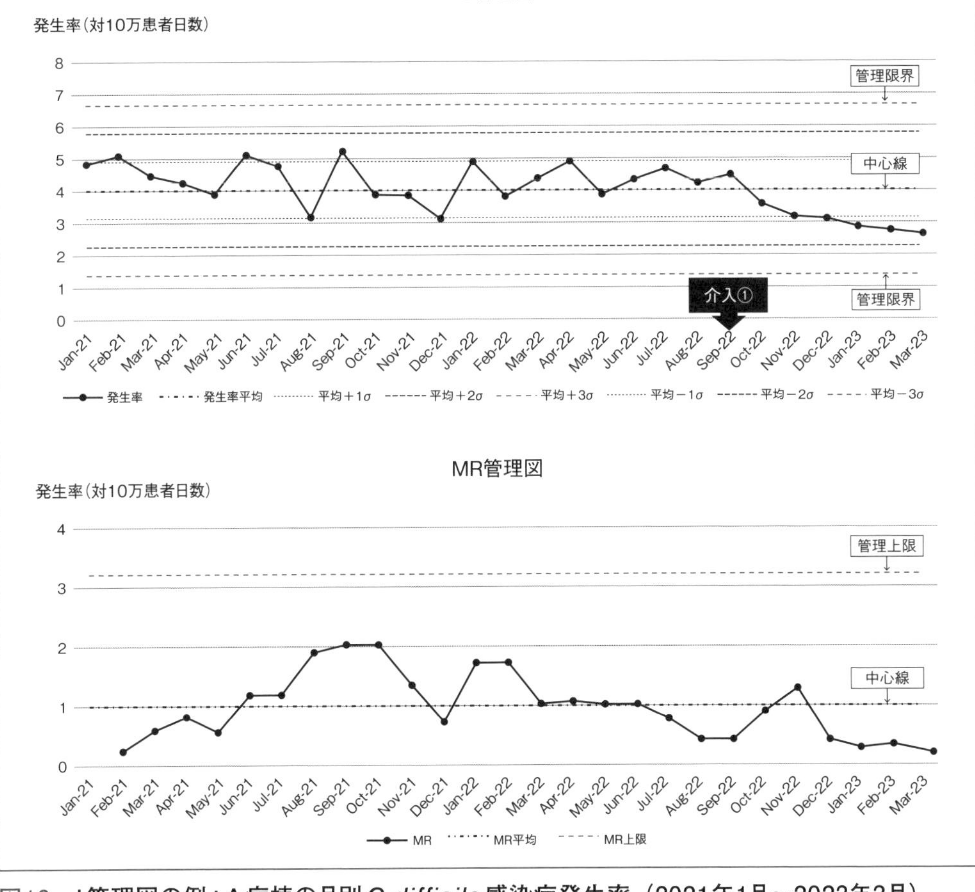

図10　I管理図の例：A病棟の月別*C.difficile*感染症発生率（2021年1月～2023年3月）（グラフ作成機能を使って図9のデータをもとに作図）

☑ MR管理図

- MR管理図の作図は通常は不要です。ただし、I管理図の管理上限を設定するために、MRの計算は必要です。
- 移動範囲（moving range：MR）とは、時系列順に連続する2つの測定値の大きい方から小さい方を差し引いた値の絶対値です。最初の測定値にはその前の測定値がないので、1つのデータセットで計算されるMRの総数は「全測定値数－1」となります。
- 中心線は移動範囲の平均値（$\overline{MR}$）です。
- 作図する場合、以下のように上方管理限界（UCL）を求め、線を描きます。
  $UCL = D_4\overline{MR}$
- D_4はあらかじめ決められた品質管理係数で、I-MR管理図は3.267です。

3. I-MR管理図の解釈の仕方

MR管理図の作図は必須ではなく、解釈が複雑になるのでむしろ作成しないほうがよいという意見もあります。作図した場合は、管理上限を超える測定値の有無を確認します。管理上限を超えている場合は、特殊原因の存在が疑われます。

I管理図については、以下のa～eいずれかの変動がみられるかどうかを確認します。いずれかに該当する場合、その工程は不安定で、特殊原因の存在が疑われます。該当する項目がなければ、工程は安定していると判断します。**図10**ではcがみられることから工程が不安定であり、介入①が特殊原因となり、望ましい方向への変動が起きていると考えられます。

a. 管理限界を超えている測定値がある
　→急激な変化を速やかに把握
b. 中心線の上または下で少なくとも8つの測定値が連続している
　→維持されたわずかな変化を把握
c. 少なくとも6つの測定値が連続して増加または減少している
　→継続するわずかな傾向を把握
d. 連続する3つの測定値のうち2つが±2σを超えている
　→aまたはbの予兆を探知
e. 連続する15の測定値が中心線±1σに入っている
　→I管理図における変動の減少を探知する

4. 不安定な工程

不安定な工程では、特殊原因による変動が起きている可能性が高まります。特殊原因による変動は望ましい場合もあれば（例：介入による改善）、望ましくない場合もあります（例：感染対策の不備によるアウトブレイク）。

また、一過性のこともあれば、持続することもあります。望ましくない変動によって起きた不安定な工程を改善するには、現在のシステムにおける問題点の修正が必要です。たとえば、ある一時点でMRSA菌血症発生率が管理上限を超えた場合は、本来行う必要があった感染対策が実施されたかどうかを確認し、是正する必要があります。

望ましくない特殊原因による変動が起きた場合は、問題を修正後に、特殊原因による測定値を除外して計算した中心線と管理限界を描きます。望ましくない状態が持続し、是正が困難な場合は、変動が生じた時期以降の中心線と管理

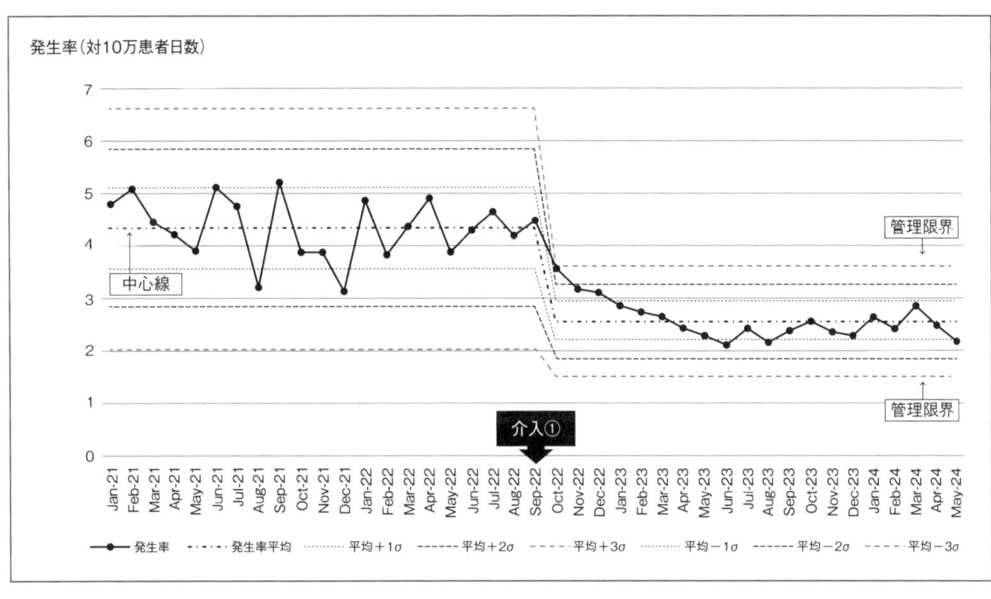

図11　特殊原因変動による測定値を除いた新しい中心線と管理上限で延長したI管理図の例：A病棟の月別*C.difficile*感染症発生率（2021年1月〜2024年5月）

限界を更新します。CDI発生率の減少や手指衛生実施率の上昇のように、望ましい特殊原因による変動の場合も、変動が起きた時点以降の中心線と管理限界を更新します（**図11**）。測定値が不足している期間は、中心線と管理限界を引かず、ランチャートとして表現します。

5. 安定している工程

安定している工程の今後は予測可能です。すなわち、現在のシステムが変わらない限り、今後も工程は安定し続けると想定されます。安定した工程を改善したい場合、現在のシステムに由来し、全データポイントに影響を与えている共通の要因を探り、それを変える必要があります。

たとえば、カテーテル関連尿路感染（CAUTI）発生率が安定している場合、現在の感染対策の内容ややり方を変えなければ、今後も同等の水準でCAUTIが起こり続けると予想できます。したがってCAUTIの水準を下げたければ、使用基準や挿入手技、挿入中の管理などの日ごろの感染対策（＝CAUTI予防のためのシステム）に関連し、観察期間を通じてCAUTIの発生に寄与していると考えられる共通の要因について検討し、改善を行う必要があります。

つまり、安定した工程の改善には、現在のシステム自体の改善が必要です。

改善が起きているかどうかを確認するために、工程が安定している状況では、介入後も中心線と管理上限は更新せず、そのまま延長して、データの変動を確認します。また、介入を行った時期がわかるように、管理図の横軸上にコメントを入れるか、介入の時期以降の線のスタイルを変更するとよいでしょう。

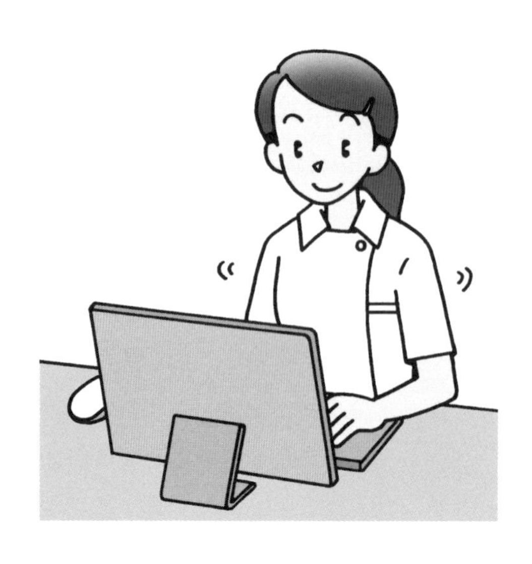

Q18 サーベイランスデータは、どのくらいの頻度で評価するのですか？

A18 毎月、四半期ごと、半年ごとなど定期的に評価を行いますが、頻度は指標ごとに決定します。また、年間計画の立案のために1年間の総括も必要です。

対象としている病原体の保菌や感染症が毎月一定数発生している場合は、月ごとに各指標の計算を行い、評価を行うとよいでしょう。月ごとの発生数が少ないか、発生しない月があるようなら、四半期ごとのほうが評価がしやすいかもしれません。評価の頻度によらず、データは少なくとも月単位で集計し、ランチャートや管理図にプロットしておくとよいでしょう（**表7**）。

表7　新規・病院獲得MRSA陽性入院患者の集計例

年	月	新規 MRSA 陽性患者数 A	患者数 B	新規 MRSA 陽性率(%) A ÷ B × 100
2023年	4 月	5	124	4.03
	5 月	3	121	2.48
	6 月	2	127	1.57
	7 月	6	127	4.72
	8 月	3	130	2.31
	9 月	3	123	2.44
	10 月	1	124	0.81
	11 月	5	132	3.79
	12 月	2	120	1.67
2024年	1 月	1	121	0.83
	2 月	2	123	1.63
	3 月	1	129	0.78
合計		34	1501	2.27

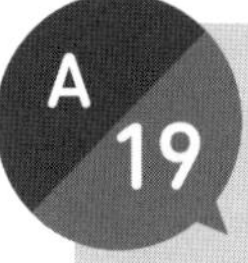

サーベイランスデータは、どのようにフィードバックすればよいのですか？

A19

データを表やグラフにまとめ、そこから読み取れるメッセージを、改善にかかわる関係者と定期的に共有します。

データは表やグラフ（ランチャートや管理図）にまとめ、①そこから読み取れる現状、改善点と残された課題、②目標の確認、③目標達成のための提案を示します。表やグラフは、短時間で誰もが理解できることに留意して作成します（表8）。

フィードバックについては、総論Q13でも解説していますので、併せて参考にしてください。

表8　フィードバック用図表作成時のポイント

① いつ（時期）の、どこ（病院や部署名）の、誰（対象患者）に関するどのような情報（指標）であるかわかるようなタイトルをつける。
② 指標の計算式を欄外に記載する。
③ 指標の単位を記載する。
④ グラフの縦軸と横軸が何を表しているかわかるように、必要に応じてラベルを記載する。
⑤ グラフの縦軸は原則的に0（ゼロ）から始める。
⑥ 1つの図表に情報を詰め込みすぎない。
⑦ 略語を使用した場合は、欄外にスペルアウトし、日本語訳を併記する。

各論1：参考文献

- Magill SS, O'Leary E, Janelle SJ, et al. : Changes in Prevalence of Health Care–Associated Infections in U.S. Hospitals. N Engl J Med 2018;379(18):1732–44.
- European Centre for Disease Prevention and Control. : Point prevalence survey of healthcare-associated infections and antimicrobial use in European acute care hospitals, 2016–2017. Stockholm: ECDC; 2023.
- Provost LP and Murray SK. : The health care data guide : Learning from data for improvement. 2nd ed. Jossey-Bass. 2022.
- Nash DB, Joshi MS, Ransom ER, eds. : The Healthcare Quality Book: Vision, Strategy, and Tools. 4th ed. Aupha/Hap Book. 2019.
- Houkes KMG, Stohr JJJM, Gast KB, et al. : A pseudo-outbreak of MRSA due to laboratory contamination related to MRSA carriage of a laboratory staff member. Antimicrob Resist Infect Control 2023;12(1):1.
- Kakoullis L, Economidou S, Mehrotra P, et al. : Bronchoscopy-related outbreaks and pseudo-outbreaks: A systematic review. Infect Control Hosp Epidemiol 2023;1–11.
- National Healthcare Safety Network：Multidrug-Resistant Organism & Clostridioides difficile Infection（MDRO/CDI）Module, January 2024.
〈https://www.cdc.gov/nhsn/pdfs/pscmanual/12pscmdro_cdadcurrent.pdf〉
- Merrer J, Santoli F, Vecchi CA-D, et al. :"Colonization Pressure" and Risk of Acquisition of Methicillin-Resistant Staphylococcus aureus in a Medical Intensive Care Unit. Infect Control Hosp Epidemiol 2000;21(11):718–23.
- World Health Organization：Who Priority Pathogens List for R&D of New Antibiotics.
〈https://revive.gardp.org/wp-content/uploads/2023/01/WHO-global-PPL.pdf〉
- Centers for Disease Control and Prevention：Antibiotic Resistance Threats in the United States 2019.
〈https://www.cdc.gov/drugresistance/pdf/threats-report/2019-ar-threats-report-508.pdf〉

■各論1Q1　参考ホームページ

- AMR臨床リファレンスセンター　〈https://amrcrc.ncgm.go.jp/〉
- 感染対策連携共通プラットフォーム J-SIPHE　〈https://j-siphe.ncgm.go.jp/〉
- 国立感染症研究所　〈https://www.niid.go.jp/niid/ja/〉
- 厚生労働省院内感染対策サーベイランス事業(JANIS)〈https://janis.mhlw.go.jp/〉
- 厚生労働省検疫所FORTH　〈https://www.forth.go.jp/index.html〉
- CDC Healthcare-associated Infections　〈https://www.cdc.gov/hai/index.html〉
- ECDC Healthcare-associated infections
〈https://www.ecdc.europa.eu/en/healthcare-associated-infections〉
- WHO Infection Prevention and Control
〈https://www.who.int/teams/integrated-health-services/infection-prevention-control〉
- CIDRAP　〈https://www.cidrap.umn.edu〉
- 日本環境感染学会　〈http://www.kankyokansen.org/〉
- APIC　〈https://www.apic.org〉
- SHEA　〈https://www.shea-online.org〉

各論 2

医療器具・手技関連感染サーベイランス

カテーテル・チューブ類の使用や手術に関連する感染症のリスク評価

各論 2 医療器具・手技関連感染サーベイランス

要点

各論2では、医療器具・手技関連感染サーベイランスについて解説します。

- 対象はリスク評価に基づいて選択しますが、発生の可能性が高く（ハイリスク）、発生した場合に重症化や入院期間の延長を招き（ハイコスト）、実施頻度が高い手技に関連して起こる（ハイボリューム）感染症は、優先的に選択します。急性期病院でこれらに該当する代表的な医療器具関連感染に、中心ライン関連血流感染、カテーテル関連尿路感染、人工呼吸器関連肺炎があります。

- 判定基準を使って症例をカウントするためのデータと、発生率の分母である延べ医療器具使用日数を計算するためのデータを収集します。

- 正確性と精度の高いデータを得るために、サーベイランスの研修を受けた人（たち）が、妥当性が検証された一定の疾患定義を使って症例の判定作業を行うことが勧められます。

- 前方視的サーベイランスと後方視的サーベイランスの利点と欠点を理解したうえで、どちらを採用するか決定します。

- データをもとに、アウトカム指標である発生率、プロセス指標である医療器具使用比を計算します。これらの指標をベンチマークデータと比較することにより、改善の必要性や改善状況を評価することができます。

- 対象部門の職員、管理者、病院幹部は、サーベイランスの結果を受けて、改善を担う人々です。改善の担い手にとって、サーベイランスの結果が受け入れられやすいものであること、示された課題に対して当事者意識を持って積極的に取り組むこと、改善の成功体験を重ねることで自己効力感を育むことが、各現場での感染対策の習慣化を可能にします。そのためには、サーベイランスの目的や意義、結果について丁寧に説明し、定期的に意見交換を行うことが大切です。

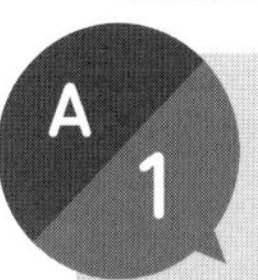

医療器具・手技関連感染サーベイランスとは何ですか？

A 1

カテーテル・チューブ類の使用に関連して起こる感染症を対象としたサーベイランスを、「医療器具関連感染サーベイランス」、手術などの手技に関連して起こる感染症を対象としたサーベイランスを、「手技関連感染サーベイランス」と呼びます。

医療器具関連感染（device-associated infection）サーベイランスにおける医療器具（device）とは、中心ライン*1、膀胱留置カテーテル、気管チューブのように、体内に挿入して使用するカテーテル・チューブ類を指します。また、手技関連感染（procedure-associated infection）サーベイランスにおける手技（procedure）とは、主に手術を指します。

医療器具・手技関連感染サーベイランスの対象となる代表的な感染症には、以下があります。これらは、患者が重症化しやすい、あるいは発生頻度が高い感染症であり、その多くは予防が可能だと考えられています。

☑ **中心ライン関連血流感染**
（central line-associated bloodstream infection：CLABSI）
中心ラインの使用に関連して起こる血流感染。

☑ **カテーテル関連尿路感染**
（catheter-associated urinary tract infection：CAUTI）
膀胱留置カテーテルの使用に関連して起こる尿路感染。

☑ **人工呼吸器関連肺炎**　（ventilator-associated pneumonia：VAP）
気管挿管または気管切開による人工呼吸器の使用に関連して起こる肺炎。
（➡Column⑦）

☑ **手術部位感染**　（surgical site infection：SSI）
手術操作を行った身体部位に起こる感染。

---

*1　中心ライン
先端が心臓付近または大血管（大動脈、肺動脈、上大静脈、下大静脈、腕頭静脈、内頚静脈、鎖骨下静脈、外腸骨静脈、大腿静脈、新生児の場合は臍動脈 ／ 臍静脈）内にあり、輸液、検体採取、循環動態モニタリングに使用する血管内留置カテーテル。

Column⑦

VAPとVAE

米国の全国的サーベイランスシステムであるNHSNは、人工呼吸器装着患者に対する医療の質を評価する指標として、2012年までは人工呼吸器関連肺炎（ventilator-associated pneumonia：VAP）に焦点を当てた判定基準を使用していました。この判定基準は、複雑で客観性に乏しく、データと実際の発生状況に乖離があるといった問題点が指摘されていたため、2013年に、人工呼吸器関連イベント（ventilator-associated event：VAE）の判定基準への切り替えが行われました。VAEは人工呼吸器の使用に関連して起こる肺炎を含む有害事象であり、その判定基準は、①酸素化の悪化が起きた状態であるVAC（ventilator-associated condition：人工呼吸器関連コンディション）、②感染や炎症が疑われる状態のIVAC（infection-related ventilator-associated complication：感染に関連した人工呼吸器関連の合併症）、③人工呼吸器関連肺炎の可能性があるPVAP（possible ventilator-associated pneumonia：人工呼吸器関連肺炎の可能性）の3階層で構成されています。

VAEの判定基準は、VAPに比べて客観的かつ使用も簡便であり、データは患者予後をよりよく反映する一方で、データが人工呼吸器の設定に左右されやすいことや、肺炎以外の合併症を含むため、問題の焦点が絞りにくいといった欠点が指摘されています。VAEの判定基準はサーベイランスのために開発されたものであり、臨床診断には用いられません。国内の全国的サーベイランスシステムでは、VAPとVAEのいずれかを選択できるようになっています。

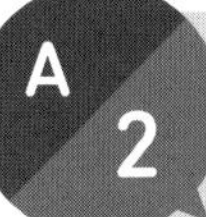

医療器具・手技関連感染サーベイランスは、何から始めればよいのですか?

A 2

リスク評価に基づいて、サーベイランスの対象となるプロセス指標とアウトカム指標を選択します。

サーベイランスの対象は、医療関連感染リスク評価に基づいて選択します。リスク評価の方法については総論Q3とQ4で、また、リスク評価に基づいてサーベイランスの対象を選択するときのポイントは総論Q8で解説しましたので、参考にしてください。

プロセス指標の選択

プロセス指標は、ケアバンドルなど、質の高い科学的根拠で支持され、ガイドラインで実施が強く推奨されている感染対策から選択します(**表1**)。そのような条件に合うプロセスを評価し、実施率を改善することによって、関連するアウトカムの改善が見込まれるからです。

アウトカム指標の選択

発生の可能性が高く(ハイリスク)、発生した場合に重症化したり、入院期間が延長するなど疾病負荷が高く(ハイコスト)、実施頻度が高い手技に関連して起こる(ハイボリューム)感染症を優先的に選択します。

急性期病院でみられる医療器具関連感染のうち、これらの条件に当てはまるものには、中心ライン関連血流感染、カテーテル関連尿路感染、人工呼吸器関連肺炎があります(**表1**)。

病棟ごとに中心ライン、膀胱留置カテーテル、人工呼吸器の使用頻度を評価してみて、使用頻度が高い部門を優先的にサーベイランスの対象とします。たとえば、中心ラインは集中治療室やがん化学療法を行う患者が入院する病棟で多く使用される傾向があります。人工呼吸器は集中治療室での使用頻度が最も高いでしょう。膀胱留置カテーテルはさまざまな病棟で使用されますが、使用患者の割合が日常的に高いのは集中治療室、使用期間が長くなりやすいのは内科系の病棟という特徴があります。使用頻度が低い病棟であっても、感染症の発生率は高いことがあります。医療器具を使用すれば、使用に関連した感染のリスクが生じます。そのため、ほとんど使用しない病棟以外はサーベイランスの対象とします。

手術部位感染も同様の考え方で、全国的サーベイランスシステムの手術手技コード表＊1に掲載されている手技のうち、病院で実施するものはすべて対象とすることを積極的に検討します。

表1　医療器具・手技関連感染サーベイランスの代表的なプロセスおよびアウトカム指標

プロセス指標	アウトカム指標
CLABSI予防バンドル実施率 PLABSI予防バンドル実施率 CAUTI予防バンドル実施率 VAP予防バンドル実施率 SSI予防策実施率 医療器具使用比	CLABSI発生率 PLABSI発生率 CAUTI発生率 VAP･VAE発生率 SSI発生率

CLABSI：中心ライン関連血流感染
PLABSI：末梢ライン関連血流感染
CAUTI：カテーテル関連尿路感染
VAP：人工呼吸器関連肺炎
SSI：手術部位感染

＊1　手術手技コード表
・厚生労働省JANIS手術部位感染（SSI）部門データ作成資料　コード表
https://janis.mhlw.go.jp/section/ssi.html
・日本環境感染学会JHAIS委員会手術部位感染サーベイランス部門　SSIサーベイランスマニュアル　コード表
http://www.kankyokansen.org/modules/iinkai/index.php?content_id=5

Q3 サーベイランスを始めるにあたり、関係者とどのような調整をすればよいですか？

A3 改善を担う人たちが、サーベイランスの目的を理解し、結果を受け入れて、改善を推進できるように支援しましょう。

病院幹部や管理職、リンクスタッフ、そして各現場のスタッフは、サーベイランスを通して明らかになった課題の改善を担う人たちです。改善のプロセスにおいて、病院幹部の役割は特に重要です。幹部が質評価・改善活動としてのサーベイランスの重要性を認識し、現状維持をよしとせず、改善への決意を表明し続けることは、一部のやる気のある人たちだけによる短期間の改善ではなく、組織全体を巻き込む継続的な改善を推進する原動力となるからです。

多くの医療従事者にとって、サーベイランスはなじみが薄い活動です。そのため、開始するときに「誰かの研究に付き合わされるのはいやだ」「一方的にあら探しをされることに反対だ」「判定基準に納得がいかない」といった誤解や不満が生じることがあります。サーベイランスの実践を通して、期待される効果（➡総論Q2）を得るためには、改善を担う人たちが、サーベイランスの目的を理解し、その結果を受け入れられるように、開始前に丁寧な説明と意見交換を行うことが重要です（**表2**）。

また、サーベイランスを開始した後も、効果的な方法（➡総論Q13）でデータを定期的にフィードバックすることが、課題に対する当事者意識と改善活動を通した自己効力感の醸成に役立ちます。

サーベイランスには時間と労力を要しますが、マンパワー不足で本来施設に必要なサーベイランスの範囲が縮小することは避けたいところです。サーベイランスをできる限り効率的に行うには、情報システム支援が必須です。電子カルテを使用している病院では、電子カルテデータの二次利用によって、感染症に限らず、さまざまな医療の質指標を評価することが可能になります。病院からこうした支援が得られるよう、関係者と協力しながら、戦略的に動くこともときに必要となります。

表2　サーベイランス開始までに関係者と共有することが望ましい事項

サーベイランスの目的を理解するために
・サーベイランスは、感染対策上の課題を明らかにして、改善することを目指す質評価・改善活動である。 ・サーベイランスデータをフィードバックするだけでも感染症の発生率が減少するとの報告が多数あることから、医療器具・手技関連感染の予防のために、サーベイランスを実施することがガイドラインで強く推奨されている。 ・精度の高いデータを得るために、サーベイランスはサーベイランスの基礎的な研修を受けた担当者が行う必要がある。
サーベイランスの結果を受け入れるために
・サーベイランスの対象となる感染症を起こした人の数は、定められた判定基準を使って明らかにする。 ・判定基準は、医師が個別の患者の状態を詳細に調べ、評価して行う臨床診断の基準と一致する部分もあれば、異なる部分もある。 ・サーベイランス用の判定基準を用いた判定は、臨床診断ではなく、決まったルールに基づいた分類作業だと言える（下図）。一定の判定基準を用いた分類作業を行うことが、比較可能なデータを得るためには重要である。 ・比較することは評価することであり、評価しなければ改善が起こっているかどうかを判断することが難しい。 ・サーベイランスの結果は定期的に関係者と共有し、改善策を一緒に、継続的に検討したい。

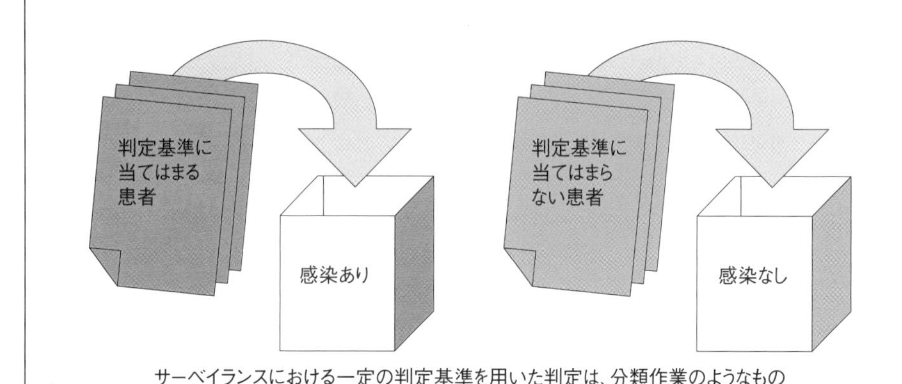

サーベイランスにおける一定の判定基準を用いた判定は、分類作業のようなもの

サーベイランスはいつまで続けるのですか？

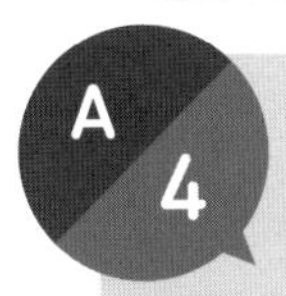

リスクアセスメントの結果に基づいて、継続的に行うことが勧められます。

どのくらいの期間で行えばよい、という決まりはありません。毎年定期的にリスク評価を行い、その結果、サーベイランスによる評価や改善が必要だと判断されれば、継続的に行うことが勧められます（➡総論Q1～Q3）。

Q5 サーベイランスの判定基準について教えてください。

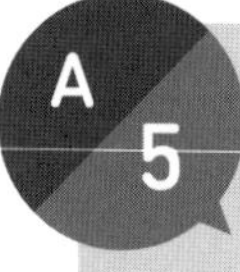

A5 参加している全国的サーベイランスシステムのホームページから、最新の判定基準を確認しましょう。

日本を含む世界各国のサーベイランスシステムの多くは、米国疾病対策センター（CDC）のサーベイランス事業である全米医療安全ネットワーク（NHSN）に準拠した判定基準を採用しています。

2024年1月現在、国内では、JANIS、J-SIPHE、JHAISという３つの全国的サーベイランスシステムが稼働しており、J-SIPHEとJHAISはNHSNとほぼ同じ判定基準を採用しているため、国際比較が可能となっています。

近年、NHSNの判定基準は毎年1月に見直しが行われるようになっており、その影響を受けて国内のサーベイランスシステムも判定基準を不定期に変更することがあります。そのため、参加している全国的サーベイランスシステムのホームページに掲載されている最新の判定基準を確認することをお勧めします（➡総論Q10）。

Column⑧

サーベイランスにおける カテーテル由来血流感染(CRBSI)と 中心ライン関連血流感染(CLABSI)の違い

カテーテル由来血流感染(catheter-related bloodstream infection:CRBSI)は、血管内に留置されたカテーテルが原因で起きたことがほぼ確実な血流感染です。患者がCRBSIを起こしているかどうかを調べるには、適切なタイミングと方法で採取された末梢血液とカテーテルから採取した血液検体、さらにカテーテル先端の培養などの詳しい検査が必要であり、資源や時間を要します。CRBSIの臨床診断基準は、主に診断や一部の臨床研究のために使用され、サーベイランスでは通常用いられません。また、複数の病院や国の間でCRBSI発生率を比較できるデータベースもありません。

一方、中心ライン関連血流感染(central line-associated bloodstream infection:CLABSI)は、中心ラインの挿入や留置に関連して起きたことが強く疑われる血流感染を指します。CLABSIの判定基準は臨床診断ではなく、サーベイランスを行う目的で使用されます。CRBSIの臨床診断基準に比べると、CLABSIの判定基準は血流感染の発生率を実際よりも多く、あるいは少なく見積もる可能性があります。

こうした区別は、サーベイランスデータの収集や解釈を行ううえでは特に重要ですが、CRBSIとして診断されるものを含む血流感染対策について語るときに、CLABSIという用語を用いることが常に不適切というわけではありません。たとえば、学術研究団体が発行する血流感染対策ガイドラインではCLABSIが頻繁に用いられます。これは、日常的に収集されているCLABSIデータを用いて感染対策を評価した研究が多いためと推察します。重要なことは、文書で用いられている用語の定義を確認し、定義に沿って書かれている内容を理解し、解釈することです。

医療器具・手技関連感染サーベイランスでは、どのようなデータを集める必要があるのですか？

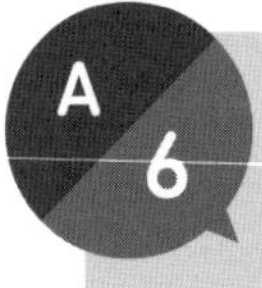

プロセス指標とアウトカム指標の分子と分母の集計に必要なデータを収集します。さらに、リスク因子を探るために活用するデータを収集するとよいでしょう。

データ項目はサーベイランスを開始する前に決めておきます。プロセス指標は、対象としている感染対策を適切に実施した回数（分子）と対策の実施を必要とした機会数（分母）をカウントするためのデータを収集します（➡各論4 Q7）。アウトカム指標は、判定基準を用いて症例数（分子）をカウントするためのデータと、延べ医療器具使用日数や手術件数（分母）をカウントするためのデータを収集します。さらに感染に関連している可能性がある症例間の共通因子を探るために必要なデータも集めて、ラインリスト形式に整理しておくとよいでしょう（➡各論1Q6の表3、表4）。

たとえば、中心ライン関連感染対策（CLABSI）予防のために、中心ライン挿入時ケアバンドル実施率をプロセス指標、CLABSI発生率をアウトカム指標とするサーベイランスを計画した場合、次のデータ項目が必要となります。

☑ プロセス指標：中心ライン挿入時バンドル実施率

〈必須項目〉

- 月別・部門別の中心ライン挿入手技実施件数
- 挿入手技の際に使用した中心ライン挿入時ケアバンドルチェックリスト

中心ラインの種類別、実施・介助者別の実施率を算出したい場合は、以下のデータ項目を追加します。

〈選択項目〉

- 中心ラインの種類（中心静脈カテーテル、末梢挿入型中心静脈カテーテル、透析カテーテルなど）
- 挿入手技実施・介助者（医師・看護師名）

☑ アウトカム指標：CLABSI発生率

〈必須項目〉

- 月別・部門別の中心ライン挿入手技実施患者一覧
- 患者属性（ID番号、生年月日、性別など）
- 入退院日
- サーベイランス対象部門への入室および退室日、転出先の病棟と転出日
- 中心ラインの挿入日、抜去日
- 判定基準に含まれる徴候・症状とそれらが出現した日
- 血液培養の採取日と結果
- CLABSI以外に疑われる感染症の有無

次のデータは、感染に関連している可能性がある因子を探るために活用することができます。しかし、判定に必須ではありません。

〈選択項目〉

- 中心ラインの種類（中心静脈カテーテル、末梢挿入型中心静脈カテーテル、透析カテーテルなど）
- 中心ラインの挿入部位（内頸静脈、鎖骨下静脈、大腿静脈など）
- 中心ラインの挿入部署（手術室、ICU、病棟など）
- 中心ラインの挿入実施・介助者（医師、看護師名）
- 中心ラインの挿入手技の所要時間（手技開始時刻と終了時刻）
- 中心ラインの挿入・管理方法（プロセスサーベイランスデータとの突き合わせが可能なら不要）

電子カルテからデータを自動的に抽出する場合、後からデータを追加することに伴う負担はさほど大きくありませんが、手作業でデータ収集を行う場合は負担が生じますので、あらかじめ慎重に選択しておきます。「このデータはどのように活用するのか」という質問に対して具体的な答えが出ず、「何となく必要だと思うから」と集めているデータは、不要かもしれません。

データは、どこから集めるのですか？

サーベイランスに必要なデータは、診療記録（カルテ）から抽出するのが基本です。電子カルテを使用している病院では、二次利用データを活用した効率的なデータ収集が可能となるよう、関係者と協議します。

医療関連感染の判定に必要なデータ項目は、本来、診療記録に記載される必要がある重要な情報ばかりです。そのため、“データは診療記録から抽出する”というのがサーベイランスにおけるデータ収集の基本的な方法です。

必要なデータが診療記録に記載されていない場合、サーベイランス対象部門のスタッフに診療記録とは別のサーベイランス専用の媒体に情報を記載させるのではなく、診療記録に記載されるよう関係者と調整することが勧められます。

そのうえで、電子カルテを使用している医療機関では、サーベイランスに必要な二次利用データを抽出することができれば、データ収集にかかる時間や労力を大幅に削減し、サーベイランスの対象を拡大することができます。

二次利用データは、医療関連感染だけでなく、さまざまな医療の質指標の活用を可能にします。部門システムの連携や予算の確保など、各病院で課題はありますが、サーベイランスに必要な情報システム支援について情報収集を行い、病院幹部やその他の関係者と協議を重ねていきましょう。

紙カルテを使用している医療機関では、データ収集担当者が直接カルテを見ながら情報収集を行います。その場合、カルテを読みながら症例判定する場合もあれば、カルテから必要なデータを別の用紙に写し取り、後から判定する場合もあります。

データ収集は、誰が行うのですか？

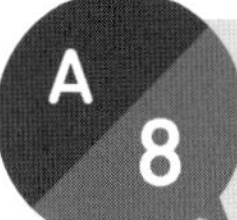

原則的にサーベイランスの研修を受けた感染対策担当者が行います。

データの収集は、次の優先順位で行うのが望ましいでしょう。

①サーベイランスの研修を受けた感染対策担当者が収集する。

→二次利用データの抽出など、効率的なデータ収集のための情報システム支援が受けられるように関係者と調整しましょう（➡各論2Q9）。

②対象部門のリンクナースに依頼する。

③対象部門のスタッフに依頼する。

データ収集を対象部門のスタッフに依頼する場合の注意点

対象部門のスタッフが感染予防において果たす本来の役割は、サーベイランスで評価する感染対策を確実に実施することであり、サーベイランス自体を行うことではありません。現場が「余計な仕事をやらされている」と感じれば、報告忘れやデータの欠損、感染対策への意欲の低下が起こる可能性があります（➡総論Q7）。対象部門のスタッフへの依頼は、その他の方法によるデータ収集が不可能な場合にのみ、以下のポイントを押さえたうえで行います。

①対象部門のスタッフ全員にデータ収集を依頼するよりは、感染対策に興味や熱意のあるリンクナースなどの一部のスタッフに協力を依頼する。

②サーベイランスの目的やデータ収集方法などについて、あらかじめ十分に説明する。

③データ収集の負担を最大限軽減する方法を採用する。

④サーベイランスのトレーニングを受けた担当者が、データ収集状況について定期的に確認する。

データ収集は、入院と同時に開始するのですか？退院後に行ってもよいのですか？

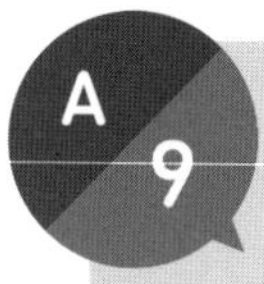

どのタイミングでデータを収集するかによって、利点と欠点があります。それらを理解したうえで決めるとよいでしょう。

患者の入院または入室と同時にデータ収集を開始し、リアルタイムの情報を収集しながら行う前方視的（前向き：prospective）サーベイランスと、退院・退室後にデータを一括して収集する後方視的（後向き：retrospective）サーベイランスの利点と欠点を理解したうえで、どちらを採用するか決定します（➡総論Q7）。

☑ 前方視的サーベイランス

利点：必要な情報が診療記録に記載されていない場合でも、直接患者を観察したり担当スタッフに尋ねることができるため、より正確なデータが得られる可能性があります。

欠点：データ収集には、時間と人手を要します。

☑ 後方視的サーベイランス

利点：短時間で実施できます。電子カルテからデータを抽出できる場合に向いています。

欠点：未記入のデータ項目が多い場合は、データの信頼性が損なわれる場合があります。

電子カルテを導入している病院で、検査値やバイタルサインなどの測定値が電子カルテの所定の位置に自動的に反映されるなど、データの欠損が起こりにくい場合は、後方視的サーベイランスを行ってもデータの信頼性が大きく損なわれるわけではありません。むしろ、データ収集の効率が高まり、対象を拡大できるというメリットが生じます。病院の診療記録の質を見ながら、どちらを選択するのがよりよいのかを検討しましょう。

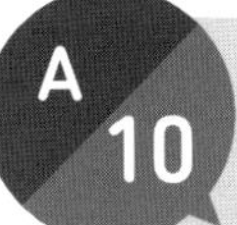

前方視的サーベイランスでは、データ収集を毎日行うのですか?

A 10

毎日行う必要はありませんが、サーベイランスを実施する部署の平均在院日数などを参考に、なるべく拾いもれが少なくなる間隔を決めるとよいでしょう。

データ収集は、平均在院日数や入院期間の範囲を参考に、なるべく拾いもれが少なくなる間隔を決めます。

たとえば… **ICUの場合:平均在室日数4日**

最短2日（入室翌日）で退室する患者がいることから、1日おきのデータ収集が可能かどうかを検討します。

たとえば… **内科系病棟の場合:平均在院日数15日**

患者の在院日数が比較的長いため、1週間に2回程度のデータ収集が可能かどうかを検討します。

医療関連感染の判定は誰が行うのですか？

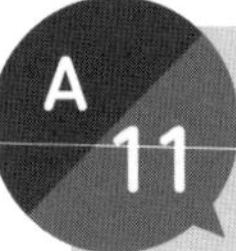

サーベイランスの研修を受けた担当者が行います。

正確性と精度*1の高いデータを得るには、判定作業を行う人が判定基準の内容を正しく理解し、これを毎回同じように使用することが重要です。そのためには、サーベイランスの研修を受けた担当者が判定作業を行うことが勧められます。

疫学に基づくサーベイランス

疫学に基づくサーベイランスについて学び、実践すると、正確性や精度が損なわれにくい、比較可能なデータが得られやすくなり、それを職員にとって意味のある情報に変換したフィードバックが可能になります。サーベイランスについて学ぶ方法には以下があります。

☑ サーベイランスの手法に関する書籍や文献を読む

- 好きな場所、時間、ペースで勉強することができます。
- 疑問点については、自分で調べる必要があります。

☑ 感染管理認定看護師や感染症看護専門看護師などの医療関連感染の専門家と一緒にサーベイランスを行う

- すでに専門家が活動している病院では可能です。
- 実践方法を学ぶには最も早い方法ですが、サーベイランスの手法に関する根拠を理解するために、書籍や講習会を通して系統的な知識を得ることを勧めます。

*1 正確性と精度
正確性（accuracy）：測定値が真実の値からどのくらい離れているか。
精度（precision）：測定を繰り返したときに、測定値がどのくらいばらついているか。

☑ 感染管理の専門教育課程で学ぶ

- 看護師を対象とした感染管理認定看護師教育課程（日本看護協会）、感染制御実践看護学講座（東京医療保健大学）があります。
- 入学試験があるため、医療関連感染予防に関する基本的な知識が必要です。
- サーベイランスの基盤となる疫学、統計学、微生物学、感染症学について学ぶことができます。
- サーベイランスに関する講義に加え、学内演習や医療機関での実習を通して、実践的な学習ができます。

☑ サーベイランスの講習会に参加する

- 講義や演習を通して症例判定や解析、フィードバックの方法を学ぶことができます。サーベイランスに関する主な講習会には、次のようなものがあります。

〈日本環境感染学会〉
- JHAIS委員会　サーベイランスセミナー

〈J-SIPHE〉
- J-SIPHE活用WEBセミナー

〈NPO法人HAICS研究会〉
- 感染管理認定看護師教育課程修了生のための集中講座
- 感染管理認定看護師のためのキャリアディベロップメント講座

☑ 公衆衛生大学院に進学する

- 医療関連感染予防の担当者には、疫学、統計学やプロジェクトマネジメントといった質の評価と改善のためのスキルが求められます。これらを系統的に学ぶ場所としては、公衆衛生大学院が最適です。

Q12 医療器具関連感染の発生日は、どのように決めるのですか？

A12 サーベイランスシステムの判定基準によります。NHSNマニュアルでは、7日間の感染ウィンドウ期間において、判定基準を満たす最初の要素が初めて発生した日が発生日になります。

発生日の考え方について、参加しているサーベイランスシステムの判定基準を確認しましょう。

NHSNマニュアル（2024年1月版）では、医療器具を3日以上留置しており、発生日に留置していたか、前日に抜去した患者において、感染ウィンドウ期（infection window period：IWP）＊1の間に、基準を満たす要素が最初に発生した日＊2を医療器具関連感染の発生日（date of event：DOE）としています。

また、入院初日を1日目として、入院2日前から入院翌日までの期間に発生した感染は、入院時に存在（present on admission：POA）していた感染と定義し、入院3日目以降に発生した感染を医療関連感染（healthcare-associated infection：HAI）と定義しています。

再感染のカウントについては、DOEを1日目として、その後の14日間を反復感染時間枠（repeat infection timeframe：RIT）として、この期間内に再び同じ感染症の判定基準を満たす状態となっても、新規の感染としてカウントしないと定めています。

たとえば、NHSNに準拠した判定基準を使用しているJ-SIPHE＊3に、カテーテル関連尿路感染（CAUTI）を報告している施設で、CAUTIサーベイランスの対象患者が入院4日目（カテーテル挿入4日目）に発熱し、同日に採取した尿培養から10^5CFU/mL以上の大腸菌が検出されたとします（**表3**）。

陽性検体採取日とその前後3日間を含む7日間がIWPになりますが、この間にCAUTIと判定するための徴候・症状の1つである38℃を超える発熱がみられていることから、この患者はCAUTIを起こしたと判定します。また、DOEが入院4日目であることから、このCAUTIはHAIと判定します。入院9日目に尿培養から緑膿菌が10^5CFU/mL以上検出され、その前日には発熱もありますが、

表3　発生日の考え方

入院日	POA/HAI	DOE		RIT	情報
−2	POA				
−1	POA				
1(入院)	POA		感染ウィンドウ期		ICU入室　膀胱留置カテーテル挿入
2	POA				
3	HAI				
4	HAI	DOE		RIT①	7A病棟転出 発熱　>38.0℃ 尿培養 *E.coli* 10^5CFU/mL
5	HAI			RIT②	発熱　>38.0℃
6	HAI			RIT③	発熱　>38.0℃
7	HAI			RIT④	
8	HAI			RIT⑤	
9	HAI			RIT⑥	
10	HAI			RIT⑦	
11	HAI			RIT⑧	発熱　>38.0℃
12	HAI			RIT⑨	尿培養 *P.aeruginosa* 10^5CFU/mL
13	HAI			RIT⑩	
14	HAI			RIT⑪	
15	HAI			RIT⑫	
16	HAI			RIT⑬	
17	HAI			RIT⑭	
18	HAI				

RITの規定により新規のCAUTIとは判定しません。ただし、起因菌には初回の大腸菌に加えて、緑膿菌を登録します。

＊1　NHSNが定める感染ウィンドウ期
DOEの前3日間と後3日間を含む7日間を指す。

＊2　基準を満たす要素が最初に発生した日
診断検査に関する要素を含む基準の場合は、検査が初めて陽性となった日（検体採取日または画像検査実施日）、含まない基準の場合は、基準で指定された徴候・症状が初めて出現した日。

＊3　J-SIPHEのCAUTI判定基準
本書ではJ-SIPHE参加施設マニュアル2023年12月（ver5.0.1）をもとに解説している。最新版をHPで確認のこと。
https://j-siphe.ncgm.go.jp/SysInfo

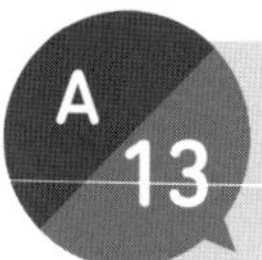

Q13 医療器具関連感染の発生部門は、どのように決めるのですか？

A13 参加しているサーベイランスシステムの定義によります。NHSNマニュアルでは、発生日（DOE）に入院している病棟が発生部門として登録されます。また、DOEが退院日・退出日またはその翌日に重なった場合、退院元・退出元の病棟が発生部門となります。

発生部門の考え方について、参加しているサーベイランスシステムの判定基準を確認しましょう。

NHSNマニュアル（2024年1月版）では、発生日（DOE：➡各論2Q12）に入院していた病棟を発生に関連した部門（location of attribution：LOA）としています。手術室や外来といった病棟以外の部門はLOAにはなりません。退院日・退出日またはその翌日がDOEである場合は、退院元・退出元の病棟がLOAとなります。これを転棟ルール（transfer rule）と言います。

各論2Q12の表3の例を見ると、DOEにICUから7A病棟に転出していますが、このCAUTI事例のLOAはICUとなります。

手術部位感染サーベイランスの対象患者は、術後何日間追跡するのですか？

A 14

参加しているサーベイランスシステムの定義によりますが、手術手技によって30日間や90日間などの期間が定められています。退院後も定められた期間、追跡可能な方法を検討します。

NHSNマニュアル（2024年1月版）では、手術手技に応じて術後30～90日間、手術部位感染（surgical site infection：SSI）の発症を確認するために、患者を追跡することが規定されています。しかし、平均在院日数が短縮し、日帰り手術も増えている現在では、退院した患者を長期にわたり追跡することは難しくなっています。

平均在院日数の短い米国では、入院中に把握できるSSIの割合は20～30%と言われています。このため、電話や手紙による追跡調査や、地域の薬局や診療所から患者データを収集するためのネットワークの構築など、さまざまな取り組みが行われていますが、有効な方法は確立されていません。

対象患者の大多数が、手術を受けた病院の外来を継続的に受診する場合は、退院後に発生するSSIの多くを把握することが可能です。そのような場合でも全例把握することは難しいため、計算したSSI発生率が実際よりも低い可能性を考慮に入れて、結果を解釈する必要があります。

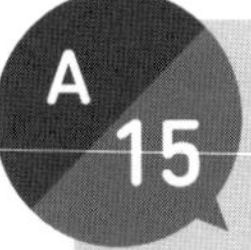

医療器具関連感染の発生率は、どのように計算するのですか？

A 15

医療器具関連感染の発生件数を同じ期間の延べ医療器具使用日数で除して、1,000医療器具使用日数あたりの発生率を計算します。

医療器具関連感染の発生率は、通常、次のような公式で計算します。

$$\text{医療器具関連感染発生率} = \frac{\text{ある期間の医療器具関連感染発生件数}}{\text{分子と同じ期間の延べ医療器具使用日数}} \times 1{,}000$$

（単位：対1,000医療器具使用日数）
注：同じ患者に複数のラインがある場合は、1本とカウントする。

分子は、判定基準を使用してカウントした医療器具関連感染発生件数です。分母は、同じ期間の延べ医療器具使用日数です。医療器具使用日数とは、対象としている医療器具の使用延べ日数です。単位は「対1,000医療器具使用日数」です。

☑ 医療器具使用日数の数え方

たとえば…

CLABSIサーベイランスの場合

A病棟

5月1日	中心ラインを挿入している患者が5人
2日	同 4人
3日	同 6人

A病棟における5月1日から3日までの延べ中心ライン使用日数は、5+4+6＝15となります。

分母に「延べ医療器具使用日数」を使う理由

医療器具関連感染は、対象となる医療器具を使用している患者にのみ起こります。また、その医療器具を使用している期間が長い患者は、短い患者に比べて医療器具関連感染を起こすリスクが高いと考えられます。そのため、医療器具の使用者数に加えて、一人ひとりの使用期間も考慮した「延べ医療器具使用日数」を発生率の分母に使用し、1,000使用日数あたりのリスクを評価する方法が多くのサーベイランスシステムで採用されています。

ちなみに、手術部位感染発生率の分母は手術件数です（➡各論2Q16）。挿入から抜去までライン・チューブ類というハザード（危害要因）への曝露が続く医療器具関連感染と異なり、手術部位感染は、手術というある一時点（切開から閉創まで）に存在するハザードに曝露することによって感染のリスクが生じると考えるためです。

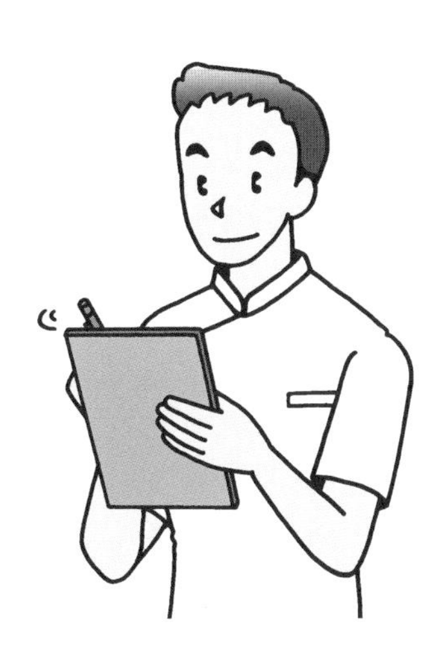

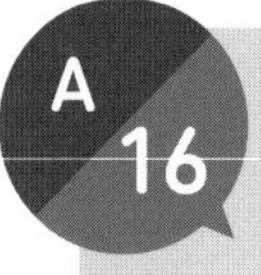

手術部位感染の発生率は、どのように計算するのですか？

A 16

手術手技別に計算します。手術手技のリスクインデックス別の発生率も計算するとよいでしょう。

手術部位感染（SSI）の発生率は、次の式を用いて、手術手技ごとに計算します。手術手技別の発生率に加えて、手術手技のリスクインデックス（RI）別発生率も計算するとよいでしょう。

$$\text{手術手技ごとの手術部位感染発生率(\%)} = \frac{\text{手術手技のSSI件数}}{\text{分子と同じ期間の手術手技件数}} \times 100$$

$$\text{手術手技のRIごとの手術部位感染発生率(\%)} = \frac{\text{手術手技のRIごとのSSI件数}}{\text{分子と同じ期間、かつ同じRIの手術手技件数}} \times 100$$

たとえば、「心臓手術」という手術手技のSSIサーベイランスを行う場合、ある期間に心臓手術を受けた患者におけるSSI発生率を上記の式を使って計算します。それと同時に、心臓手術のRI別の発生率も計算します。

RIとは、SSIのリスクを0から3までの数字で表した指標で、患者ごとに計算します。

リスクインデックスの計算方法

患者ごとに以下の①～③に該当するか否かを確認し、該当する場合は、それぞれ「1点」を加算し、合計点（0～3点）を計算します。

①ASA-PS（米国麻酔科学会全身状態分類）（**表4**）で3以上

②創分類（**表5**）で、汚染または化膿・感染創

③手術時間が、カットオフ値*1を超える

表4　ASA-PS：患者の術前の全身状態を表す指標

1	健康な患者
2	軽症の全身疾患がある患者
3	重症の全身疾患がある患者
4	障害を伴い、常に生命に危険を及ぼす重度の全身疾患がある患者
5	手術を行っても24時間以内に死亡するおそれのある患者
6	脳死状態の患者

ASA-PS：American Society of Anesthesiologists Physical Status
米国麻酔科学会全身状態分類

表5　創分類：手術時点の創部の状態を表す指標

清潔創	•炎症がまったくない非汚染創 •呼吸器、消化器、生殖器、感染のない尿路は含まない •一時的に閉鎖され、必要に応じて閉鎖式ドレーンが挿入されている創 •上記の条件を満たす非穿通性外傷の切開創を含む
準清潔創	•通常以上の汚染を認めない、呼吸器、消化器、生殖器、尿路の予定手術 •感染がなく、無菌操作が守られている胆道、虫垂、膣、口腔の手術
汚染創 例:手術中に便汁が流出、急性胆嚢炎	•開放創、新鮮創、偶発的創傷を含む •無菌操作が破綻した手術（例：開胸心マッサージ） •消化管から著しい内容物の流出が生じた手術 •急性非化膿性炎症を認める手術
化膿感染創 例:膿瘍、腹膜炎	•壊死組織の残存する陳旧性外傷 •臨床的感染または消化管穿孔を伴う創

たとえば、結腸手術を受ける患者のデータが以下のようであった場合、ASA-PSが3以上で「1点」、創は準清潔であるため「0点」、手術時間は結腸手術のカットオフ値である3時間を超えるため「1点」で合計「2点」になります。

・ASA-PS：3
・創分類：準清潔創
・手術時間：4時間

SSIのリスク因子は上記以外にも存在するため、最適なリスク調整の方法については議論があります。NHSNは複数の変数を用いたロジスティック回帰分

＊1　手術時間のカットオフ値
サーベイランスシステムに参加する病院が報告する手術時間の75パーセンタイル。

析によって、患者ごとのリスクを評価しています。国内の全国的サーベイランスシステムであるJANISやJ-HAISは、2024年1月現在、前述したような方法で計算したRIを使ったリスク層別化を行っています。

RI別に発生率を計算する理由は、もともとのSSIのリスクの高さに応じて対象患者を層別化して、リスクが高い集団は高い集団同士で、低い集団は低い集団同士で発生率を比較するためです。

手術手技件数（分母）をRIごとに分割すると分母が少なくなる場合、発生率の変動が大きくなり、評価が難しくなります。

そのようなときは、分母がある程度増えるまでは、RIごとではなく、手術手技全体の発生率を評価するとよいでしょう。ただし、ベンチマークと比較する際には、ベンチマークと自施設のRI構成比の違いを考慮する必要があります。あるいは、標準化感染比を使うと、カテゴリーごとの分母の数を気にせずに、リスクを層別化してベンチマークデータとの比較を行うことができます（➡各論2Q18）。

Q17 医療器具使用比とは何ですか？

A17 医療器具の使用状況を表すプロセス指標です。

医療器具使用比（device utilization ratio：DUR）は、次の式を用いて計算します。通常は医療器具の種類ごとのDURを部門ごとに計算します。

$$\text{医療器具使用比} = \frac{\text{一定期間の延べ医療器具使用日数}}{\text{分子と同じ期間の延べ患者日数}}$$

DURの最大値は、「1」です。DURは、平均使用期間が短くても常に大勢の患者が使用している部門、使用している患者数が少なくても平均使用期間が長い部門、多くの患者が長期間使用している部門で高くなります。

このようにDURが高い部門では、医療器具に曝露している患者が多い、あるいはその期間が長い、あるいはその両方の状況が起きています。DURを下げるには、その医療器具を使用してよい条件を定め、使用している患者については必要性を1日1回以上評価し、条件に合わなくなった場合は抜去する取り組みが必要です。

Q18 自施設のデータをベンチマークと比較する方法について教えてください。

A18 全国的サーベイランス参加施設の平均値やパーセンタイルと比較する方法と、標準化感染比を計算して相対評価する方法があります。

ベンチマークという言葉には、もともと、指標や基準という意味がありますが、医療関連感染サーベイランスでは、通常、自施設データの比較対象となる全国的サーベイランスの集計データを指します。また、比較作業自体を指すこともあります。

自施設データをベンチマークと比較すると、自施設と同じ方法でサーベイランスを行っている多数の施設の中における自施設の立ち位置を確認することができますし、それを通して、改善の必要性や改善状況を評価することができます。

医療器具関連感染発生率と医療器具使用比の国内ベンチマークとして活用できるデータベースには、JHAISのデータサマリーとJ-SIPHEの年報があります。どちらもそれぞれのホームページで公開されています。また、いずれのシステムも、参加施設全体における位置付けがわかるような還元情報を、各参加施設に提供しています。

自施設のデータをベンチマークと比較するには、ベンチマークを発行しているサーベイランスシステムが定める判定基準を使用して症例判定を行い、公式を使用して発生率や医療器具使用比を計算することが必要です。

☑ **日本環境感染学会JHAIS 委員会 医療器具関連感染サーベイランス部門 データサマリー**

http://www.kankyokansen.org/modules/iinkai/index.php?content_id=6

☑ **感染対策連携共通プラットフォームJ-SIPHE　年報**

https://j-siphe.ncgm.go.jp/AnnualReport

全国的サーベイランスの平均値やパーセンタイルと比較する方法

自施設の医療器具関連感染発生率と使用比を、ベンチマークの平均値やパーセンタイル（➡総論Q14脚注）と比較する方法には、サーベイランスシステムがホームページで公開しているデータサマリーを活用する方法と、サーベイランスシステムが各参加施設に提供する還元情報を活用する方法があります。

☑ データサマリーを活用

JHAISはホームページで医療器具関連感染のデータサマリーを公開しています。データサマリーには、CLABSI、CAUTI、VAEそれぞれの発生率と使用比が、部門で層別化されて掲載されています（**表6**）。

たとえば、JHAISプロトコルに沿ってサーベイランスを行っている施設Aの外科内科混合ICUで、2023年度上半期の「検査で確定したCLABSI（LCBI）」発生率が4.2（対1,000中心ライン使用日数）だったとします。JHAIS参加施設の中で、LCBIの発生率がどのような位置にあるのか知るために、最新のJHAISデータサマリーを開き、LCBIに関するデータが並んでいるセクションから、外科内科混合ICUの発生率を確認します。右側に並んだ発生率のパーセンタイルを見ると、自施設の発生率は90パーセンタイルを超えています。

つまり、2020年1月1日～2022年12月31日の間にJHAISにLCBI発生率を報告した76施設と比べると、自施設のCLABSI発生率は上位10％に含まれ、高い方に位置しているということになります。このことが感染対策に問題があることを意味するとは限りませんが、こうした比較を行うことが改善の必要性を評価するきっかけになりますし、下半期は発生率を75パーセンタイル以下まで低下させるといった具体的な目標設定が可能になります。

☑ 還元情報を活用

J-SIPHEのグラフ表示機能を活用すると、指定した期間内の自施設の発生率や医療器具使用比に、選択した比較対象（例：加算1施設）の平均値を重ねて表示することができます。また、参加施設のデータ分布の中に自施設の位置が示された箱ひげ図を作成することもできます（**図1**）。JHAISも同様の箱ひげ図を還元情報として参加施設に提供しています。箱ひげ図の表記はサーベイランスシステムによって違いがあるため、マニュアルで見方を確認します。

表6 データサマリーの例

日本環境感染学会　JHAIS委員会　医療器具関連感染部門　中心ライン関連血流感染発生率 データサマリー より

全体報告書　表1-1 中心ライン関連血流感染率（期間及び病床種類別）
（集計期間：①2022/7/1～2022/12/31　②2020/1/1～2022/12/31）

中心ライン関連血流感染率 Central line-associated BSI rate

集計期間 Type of period	感染 Type of infection	病棟種類 Type of location	病棟数 No. of locations	感染件数 No. of CLABSI	中心ライン使用日 Central line-days	感染率 Pooled mean	パーセンタイル Percentile 10%	25%	50% (median)	75%	90%
②	LCBI＋CSEP	外科内科混合ICU(第3層)	76	350	214029	1.6	0	0.4	1.3	2.2	2.8
②	LCBI＋CSEP	HCU(第3層)	34	70	52057	1.3	0	0	0.9	1.7	3.5
②	LCBI＋CSEP	急性期一般病床(第1層)	329	1180	678637	1.7	0	0	1	2.4	3.9
②	LCBI＋CSEP	内科(第2層)	166	749	416197	1.8	0	0.2	1.4	2.9	4
②	LCBI＋CSEP	消化器内科(第3層)	21	43	35364	1.2	0	0.4	1.2	1.8	3.3
②	LCBI＋CSEP	循環器内科(第3層)	25	84	37203	2.3	0	0.5	1.8	3.1	5.8
②	LCBI＋CSEP	他に分類できない内科または内科系混合(第3層)	65	302	155846	1.9	0	0	1.6	3	4.3
②	LCBI＋CSEP	外科(第2層)	119	325	198725	1.6	0	0	0.7	1.8	3.9
②	LCBI＋CSEP	消化器外科(第3層)	35	181	108255	1.7	0	0.2	1	1.8	2.5
②	LCBI＋CSEP	整形外科(第3層)	26	23	14094	1.6	0	0	0	1.5	4.6
②	LCBI＋CSEP	他に分類できない外科または外科系混合(第3層)	26	50	37723	1.3	0	0	0.9	1.6	3.9
②	LCBI＋CSEP	その他(第2層)	44	106	63715	1.7	0	0	0	1.8	3
②	LCBI＋CSEP	他のいずれにも該当しない混合、その他の病棟(第3層)	33	102	54865	1.9	0	0	0.3	2.5	3
②	LCBI	クリティカルケア(第1層)	130	490	307461	1.6	0	0.4	1.3	2.2	3.6
②	LCBI	ICU(第2層)	96	421	255404	1.6	0	0.4	1.4	2.3	3.7
②	LCBI	外科内科混合ICU(第3層)	76	332	214029	1.6	0	0.4	1.3	2.2	2.8
②	LCBI	HCU(第3層)	34	69	52057	1.3	0	0	0.9	1.7	3.5
②	LCBI	急性期一般病床(第1層)	329	1030	678637	1.5	0	0	1	2.4	3.9
②	LCBI	内科(第2層)	166	669	416197	1.6	0	0.2	1.4	2.9	4
②	LCBI	消化器内科(第3層)	21	41	35364	1.2	0	0.4	1.2	1.8	3.3
②	LCBI	循環器内科(第3層)	25	82	37203	2.2	0	0.5	1.8	3.1	5.8
②	LCBI	他に分類できない内科または内科系混合(第3層)	65	264	155846	1.7	0	0	1.6	3	4.3
②	LCBI	外科(第2層)	119	271	198725	1.4	0	0	0.7	1.8	3.9
②	LCBI	消化器外科(第3層)	35	136	108255	1.3	0	0.2	1	1.8	2.5
②	LCBI	整形外科(第3層)	26	22	14094	1.6	0	0	0	1.5	4.6
②	LCBI	他に分類できない外科または外科系混合(第3層)	26	47	37723	1.2	0	0	0.9	1.6	3.9
②	LCBI	その他(第2層)	44	90	63715	1.4	0	0	0	1.8	3
②	LCBI	他のいずれにも該当しない混合、その他の病棟(第3層)	33	86	54865	1.6	0	0	0.3	2.5	3

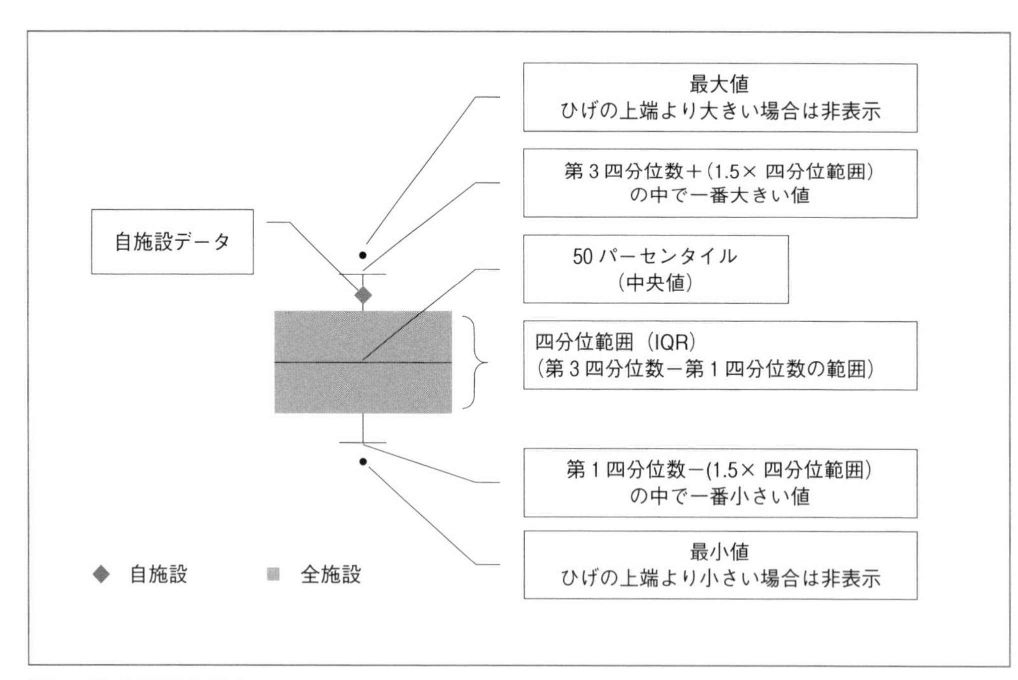

図1　箱ひげ図の見方

J-SIPHE参加施設マニュアル 2023年12月(ver5.0.1)をもとに作成

表7 施設Aおよびベンチマークの部門別CLABSIサーベイランスデータ

	施設A 2023年度			ベンチマーク（表6）		
部門	感染件数	中心ライン使用日	感染率	感染件数	中心ライン使用日	感染率
外科内科混合ICU	7	3122	2.24	332	214,029	1.55
B病棟内科	6	1527	3.93	669	416,197	1.61
C病棟外科	3	1342	2.24	271	198,725	1.36

標準化感染比で相対評価する方法

標準化感染比（standardized infection ratio：SIR）は次のように計算します。

$$\mathrm{SIR} = \frac{\text{対象部門の観察値の合計}}{\text{対象部門の期待値の合計}}$$

たとえば、施設Aでは、JHAISのマニュアルに従ってICU、B病棟、C病棟の3部門でCLABSIサーベイランスを行っています。2023年度のデータを表7の左側に、ベンチマークデータを右側に示します（**表7**）。

$$\mathrm{SIR} = \frac{\text{対象部門の観察値の合計}}{\text{対象部門の期待値の合計}}$$

$$= \frac{7+6+3}{3122\times\left(\frac{332}{214,029}\right)+1527\times\left(\frac{669}{416,197}\right)+1342\times\left(\frac{271}{198,725}\right)}$$

$$= \frac{16}{4.84+2.45+1.83} = \frac{16}{9.12} = 1.75$$

SIRの分子は、3部門の2023年度CLABSI件数の合計です。

分母は、各部門でベンチマークと同じ比率（分子／分母）でCLABSIが発生した場合のCLABSI件数の合計です。たとえば、外科内科混合ICUの期待値は、同部署の実際の延べ中心ライン使用日数に、ベンチマークの外科内科混合ICU平均値（分子／分母）をかけて求めることができます。

他の部門についても、同じ方法で期待値を求め、それらを合わせたものがSIRの分母になります。すなわち、SIRは、各部門の実際の発生件数の合計（観察値）と、各部門でベンチマークと同水準で感染が起きたと仮定した場合の発生件数の合計（期待値）の比です。

SIRは以下のように解釈します。

- SIRが1を上回る→ベンチマークよりも相対的に感染症が多い
- SIRが1と同等　→ベンチマークと同等の水準で感染症が発生している
- SIRが1を下回る→ベンチマークよりも相対的に感染症が少ない

施設AのSIRは1.75ですから、2023年度にはベンチマークに比べて、2倍弱のCLABSIが発生したということになります。やや多いようなので、この結果をもとに、次年度にはSIRを1まで下げることを目標としてもよいでしょう。

このように、SIRを求めることによって、リスクが異なる複数の病棟のデータを統合して、ベンチマークとの相対評価を行うことができます。SIRはベンチマークが存在するさまざまな指標について計算することができます。

医療器具関連感染の発生率や使用比を計算し、評価する頻度については各論1 Q18を、フィードバックにおける留意点は各論1Q19を参照してください。

各論2：参考文献

- Centers for Disease Control and Prevention : National Healthcare Safety Network (NHSN) Patient Safety Component Manual, January 2024.
〈https://www.cdc.gov/nhsn/pdfs/pscmanual/pcsmanual_current.pdf〉
- 感染対策連携共通プラットフォーム J-SIPHE：システムについて.
〈https://j-siphe.ncgm.go.jp/SysInfo〉
- 感染対策連携共通プラットフォームJ-SIPHE：年報.
〈https://j-siphe.ncgm.go.jp/AnnualReport〉
- 厚生労働省院内感染対策事業：JANISについて.
〈https://janis.mhlw.go.jp/about/index.html〉
- 厚生労働省院内感染対策サーベイランス事業:手術部位感染（SSI）部門データ作成資料JANIS 手術部位感染（SSI）部門データ作成資料.
〈https://janis.mhlw.go.jp/section/ssi.html〉
- 日本環境感染学会：JHAIS委員会.
〈http://www.kankyokansen.org/modules/iinkai/index.php?content_id=4〉
- 日本環境感染学会：JHAIS委員会　手術部位感染サーベイランス部門
〈http://www.kankyokansen.org/modules/iinkai/index.php?content_id=5〉
- 日本環境感染学会：JHAIS委員会　医療器具関連感染サーベイランス部門
〈http://www.kankyokansen.org/modules/iinkai/index.php?content_id=6〉

各論 3

針刺し・切創・汚染サーベイランス

職業感染のリスク評価

各論 3 針刺し・切創・汚染サーベイランス

要点

各論3では、針刺し・切創・粘膜と創傷汚染の
サーベイランスについて説明します。

- 針刺し・切創・粘膜と創傷汚染によって感染性のある体液や組織に曝露すると、血液媒介病原体、特にB型肝炎ウイルス（HBV）、C型肝炎ウイルス（HCV）、ヒト免疫不全ウイルス（HIV）に感染するリスクが生じます。

- サーベイランスを行うと、針刺し・切創・汚染の要因が明らかになるため、施設のニーズに合った対策を講じることで、予防できる可能性が高まります。

- サーベイランスのデータソースは職員が提出する報告書です。報告率を上げるために、職員に対して報告の重要性を丁寧に説明するとともに、電子報告システムを利用して、短時間で効率的に報告できる体制を整えます。

- 職業感染制御研究会のエピネット日本版の報告書と集計・解析ソフト「Episys（エピシス）」を使用するとよいでしょう。これらは同研究会のホームページからダウンロードが可能です。エピネット日本版サーベイランス（Japan-EPINet Surveillance：JES）のホームページでは、参加施設のデータが公開されています。

- 施設内のリスク評価には、発生報告件数の推移を見るとよいでしょう。発生報告件数は、施設全体だけでなく、部門、職種、器材、発生状況ごとに分けて評価することもできます。

- 部門、職種、器材、病院間で比較する場合は、一定の職員数、病床数、器材使用数あるいは払い出し数あたりの発生率を用いることが勧められます。

針刺し・切創・汚染とは何ですか？

針刺し・切創とは、感染性のある体液や組織で汚染された鋭利な器材による刺傷や切傷のことです。また、感染性のある体液が、顔の粘膜や皮膚の損傷部位に付着することを汚染と言います。

針刺し・切創とは、感染性のある体液や組織*1で汚染された鋭利な器材による刺傷や切傷のことです。経皮的曝露と言うこともあります。

感染性のある体液が、粘膜や皮膚損傷部位に付着することを汚染と言います。粘膜汚染は経粘膜曝露と言うこともあります。

針刺し・切創・汚染を起こすと主にB型肝炎ウイルス（HBV）、C型肝炎ウイルス（HCV）、ヒト免疫不全ウイルス（HIV）に感染するリスクが生じます。サーベイランスを行うと、針刺し・切創・汚染の要因が明らかになるため、施設のニーズに合った対策を講じることで、リスクを低減することが可能になります。

＊1　感染性のある体液や組織
感染リスクが最も高いのは血液だが、血液以外にも潜在的に感染性があると考えられている体液があり、これらをその他の潜在的感染性物質（other potentially infectious materials：OPIMs）と言う。
- 血液：ヒトの血液、ヒトの血液の成分、ヒトの血液を原料とする製品
- その他の潜在的感染性物質：
  - ・次のヒトの体液…精液、膣分泌液、脳脊髄液、滑液、胸水、心嚢液、腹水、羊水、歯科処置における唾液、肉眼的に血液の混入を認める体液、区別が困難／不可能な体液
  - ・生死にかかわらずヒトの未固定の組織や器官（健常な皮膚を除く）
  - ・HIVを含む細胞または組織培養検体、器官培養検体、HIVまたはHBVを含む培養液あるいはその他の液体、HIVまたはHBVに感染した実験動物由来の血液／器官／その他の組織

針刺し・切創・汚染サーベイランスでは、どのようにデータ収集を行うのですか？

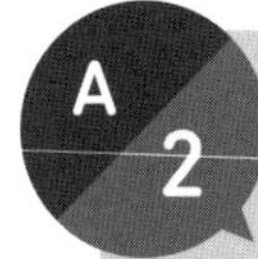

報告書に記載された情報を収集します。

針刺し・切創・汚染が発生したら、なるべく早めに当事者に報告書を担当部門[*1]に提出してもらいます。報告書からは、曝露後予防や検査の必要性を評価するために必要な情報だけでなく、針刺しにつながった要因に関する情報を得ることができます。

針刺し・切創・汚染サーベイランスを予防につなげるには、報告率を上げることが重要です。汚染源にB型肝炎、C型肝炎、HIVなどの感染症があるとわかっているケースは報告されやすく、それ以外は報告されない傾向があります。すべての針刺し・切創・汚染について報告が行われるよう、職員に対して報告の重要性を丁寧に説明し、協力を求めましょう。

また、報告書を紙媒体から電子媒体に変更するなど、記入や提出を短時間で効率的に行えるようにすることも、報告率を高めるのに役立ちます。

＊1　担当部門
針刺し・切創・汚染の対応を行う部門は医療機関により異なるが、一般的に職員健康管理部門や感染対策部門が担当する。針刺し・切創・汚染が発生した場合の連絡先は明確にしておく。

どのような報告書を使用すればよいのですか?

エピネット日本版の報告書を使うとよいでしょう。

病院独自の報告書を作成してもよいですが、職業感染制御研究会のエピネット日本版*1の報告書と集計・解析ソフト「Episys(エピシス)」を使用するとよいでしょう。これらは同研究会のホームページ*2からダウンロードすることが可能です。

同研究会は、エピネット日本版サーベイランス(Japan-EPINet Surveillance：JES)を運営しており、ホームページで参加施設のデータを集計して公開しています。

*1 エピネット日本版
針刺し・切創・汚染サーベイランスの報告および解析のために米国バージニア大学(International Healthcare Worker Safety Center)が開発したEPINet™(Exposure Prevention Information Network)の報告書式を、職業感染制御研究会が日本の実情に合わせて改変したもの。エピネット日本版報告書式(A：針刺し・切創報告書、B：皮膚・粘膜曝露報告書)、エピネット日本版手術部版報告書式(AO：針刺し・切創報告書／手術部用、BO：皮膚・粘膜曝露報告書／手術部用)、およびそれらの集計・解析ソフトウェアであるEpisys(エピシス)で構成されている。

*2 職業感染制御研究会ホームページ
エピネット日本版について
http://jrgoicp.umin.ac.jp/index_epinetjp.html

針刺し・切創・汚染サーベイランスでは、どのような指標を活用するのですか？

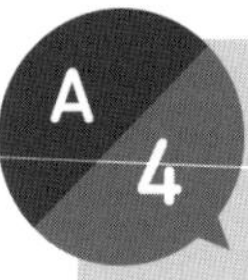

施設内のリスク評価には、発生報告件数の推移を見るとよいでしょう。部門、職種、器材、病院間の比較を行う場合は、発生率を用いることが勧められます。

施設の機能や規模が変わらない場合、針刺し・切創・汚染リスクの変動は少ないと考えて、シンプルに発生報告件数の推移を見ていくだけでもよいでしょう。発生報告件数は、施設全体だけでなく、部門、職種、器材、発生状況ごとに分けて評価することもできます。

部門、職種、器材、病院間でリスクを比較したい場合は、一定の職員数、病床数、器材使用数あるいは払い出し数あたりの発生率を用いることが勧められます。これらの指標に必要なデータは、針刺し・切創・汚染報告書と、人事、医事、購買部門の統計情報から得ることができます。

100稼働病床当たりの発生率

$$\text{針刺し・切創・汚染発生率(\%)} = \frac{\text{一定期間の針刺し・切創・汚染発生報告件数}}{\text{分子と同じ期間の稼働病床数}} \times 100$$

病院間比較に使われることが多い指標です。針刺し・切創と汚染を分けて計算してもよいでしょう。病院によって、使用する鋭利器材の種類や頻度、職員数や経験年数、報告率、その他の針刺し・切創・汚染につながる要因が異なります。そうした違いが考慮されていない指標であることを念頭において評価します。

常勤職員100人当たりの発生率

$$\text{針刺し・切創・汚染発生率(\%)} = \frac{\text{一定期間の特定の職種における針刺し・切創・汚染発生報告件数}}{\text{分子と同じ期間、同じ職種の常勤職員数}} \times 100$$

職種間比較に使うことができます。可能であれば分母にはフルタイム当量(full-time equivalent)＊1を使用します。職種ごとの報告率の差の影響を受けます。また、使用する鋭利器材の種類や頻度、使用時の状況（たとえば集中力の低下が起こりやすい時間帯での鋭利器材の使用機会の多さ）、経験年数の違いといったリスク因子を調整していない指標であることを考慮して評価します。

鋭利器材の種類別発生率

$$\text{針刺し・切創発生率（対10万本など）} = \frac{\text{一定期間の特定の鋭利器材による針刺し・切創発生報告件数}}{\text{分子と同じ期間、同じ種類の鋭利器材の使用数（あるいは払い出し数で代用）}} \times \text{10万など}$$

器材によるリスクの違いを見るときに使います。器材ごとに安全器材と非安全器材に分けて算出し、安全器材の有効性を評価することもあります。分母には使用数を使うのが理想的ですが、難しい場合は払い出し数で代用します。

＊1 フルタイム当量（full-time equivalent：FTE）
施設が定める常勤勤務時間数（例：週40時間）を基準値（1FTE）として、非常勤職員の勤務時間数をFTEに換算した数値。非常勤職員のFTEは、非常勤職員の週の勤務時間数÷1FTEの勤務時間数で求められる。たとえば、フルタイム職員2人と週20時間勤務する非常勤職員2人が勤務している部門のFTEは2となる。

各論3：参考文献

- National Institute for Occupational Safety and Health : Preventing Needlestick Injuries in Health Care Settings.
〈https://www.cdc.gov/niosh/docs/2000-108/default.html〉
- 職業感染制御研究会：エピネット日本版について.
〈http://jrgoicp.umin.ac.jp/index_epinetjp.html〉

各論 4

プロセスサーベイランス

感染対策の実施状況の評価

Surveillance Q&A

各論 4 プロセスサーベイランス

要点

各論4では、感染対策の実施状況を評価する
プロセスサーベイランスについて説明します。

- プロセスとは、実際に患者に提供される医療の内容です。医療関連感染サーベイランスで評価するプロセスの多くは、保菌や感染症などのアウトカムを改善するために実施するさまざまな感染対策です。

- プロセスサーベイランスを行うと、感染対策の実施状況（実施率）が明らかになります。また、実施率を改善することにより、保菌や感染といったアウトカムの改善が見込まれます。

- プロセスサーベイランスの対象は、リスク評価で判明した優先課題を改善できる見込みが高い対策、すなわち質の高い科学的根拠で支持され、ガイドラインで実施が強く推奨されている感染対策の中から選びます。

- 代表的なプロセス指標である手指衛生実施率は、手指衛生を実施する必要がある機会数のうち、適切な手順やタイミングで手指衛生を実施した回数の割合を百分率で表したものです。

手指衛生のサーベイランスには複数の方法があり、それぞれに長所と短所があります。観察者が目立たない直接観察法がゴールドスタンダードとされていますが、複数の方法を組み合わせることが推奨されています。

手指衛生実施率は、部門、職種、病院間で比較できるように整え、判明した課題や改善案とともに、改善にかかわるすべての人にフィードバックします。

医療器具・手技関連感染の代表的なプロセス指標には、ケアバンドル実施率、医療器具使用比、手術部位感染予防策の実施率があります。ケアバンドルには、挿入時に行うものと留置中に行うものがあります。それぞれの実施率を医療器具の種類ごと、部門ごとに計算して評価します。実施率が低い場合は、ケアバンドルを構成する対策ごとの実施率を計算すると課題が見えやすくなります。

プロセスとは何ですか？

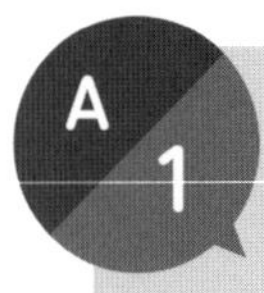

患者に実際に提供される医療の内容のことで、医療関連感染サーベイランスでは通常、感染対策を指します。

医療の質に関する研究で有名なアベディス・ドナベディアン（Avedis Donabedian）は、医療の質は、①構造（ストラクチャー）、②過程（プロセス）、③結果（アウトカム）の3つの側面から評価できると述べています（➡総論Q6）。この中で、プロセスとは、患者に実際に提供される医療の内容であり、アウトカムとは、提供した医療（プロセス）によってもたらされた結果です。医療関連感染サーベイランスで評価するプロセスの多くは、保菌や感染症などのアウトカムを改善するために実施するさまざまな感染対策です。

なぜプロセスサーベイランスを行うのですか?

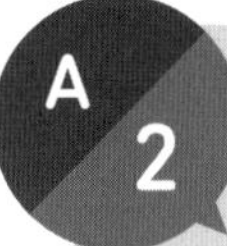

プロセスサーベイランスを行うことにより、効果的な感染対策の実施状況が明らかになり、アウトカムの改善につなげることができます。

ガイドラインで実施が強く推奨されている感染対策を導入した後に、その対策が効果を発揮するには、各現場で必要が生じたときに確実に実施される必要があります。プロセスサーベイランスを行うことで、感染対策の実施状況（実施率）が明らかになります。また、実施率を改善することにより、保菌や感染といったアウトカムの改善が見込まれます。

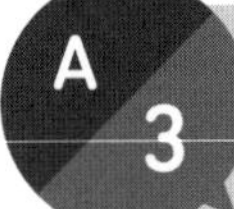

Q3 プロセスサーベイランスの対象はどのように選ぶのですか?

A3 リスク評価で明らかになった優先課題を改善できる可能性が高い感染対策を選択します。

質の高い科学的根拠で支持され、ガイドラインで実施が強く推奨されている感染対策の中から、リスク評価（➡総論Q3、Q4）で判明した優先課題を改善できる可能性が高い感染対策（➡総論Q8）を選び、プロセスサーベイランスで実施状況を評価します（**表1**）。

表1　代表的なプロセス指標

手指衛生	
• 手指衛生実施率 • アルコール性手指消毒剤使用量・回数	
薬剤耐性菌対策	
• 接触予防策実施率 • 入院時スクリーニング実施率	
医療器具関連血流感染対策	
• CLABSI予防バンドル実施率 • PLABSI予防バンドル実施率 • CAUTI予防バンドル実施率	• VAP予防バンドル実施率 • 医療器具使用比
手術部位感染対策	
• SCIP[*1]から選択した対策が実施された手術の割合 • 最新のSSI予防ガイドライン[*2]から選択したエビデンスの質が高い対策が実施された手術の割合 〈たとえば手術手技ごとに以下を算出〉 ・適切な種類の予防的抗菌薬が投与された手術の割合 ・適切な容量の予防的抗菌薬が投与された手術の割合 ・切開1時間前（バンコマイシンとフルオロキノロンについては2時間前）に予防的抗菌薬の投与を開始した手術の割合 ・閉創後に予防的抗菌薬の投与を中止した手術の割合 • WHO Surgical Safety Checklist[*3]を使用した手術の割合	
ワクチンで予防可能な感染症対策	
• 職員のワクチン接種率（例：麻疹、風疹、水痘、流行性耳下腺炎、インフルエンザ、COVID-19、B型肝炎）	

＊1　SCIP（Surgical Care Improvement Project）
米国の公的医療保険プログラム（Centers for Medicare & Medicaid Services：CMS）、米国病院協会（American Hospital Association：AHA）、米国CDC、米国医療改善研究所（Institute for Healthcare Improvement：IHI）、非営利認証機関であるThe Joint Commissionを含む専門機関が作成した手術部位感染（SSI）予防バンドル。SSIを含む術後合併症を2010年までに25%削減することを目標に掲げ、2006年に公開された。

＊2　医療関連感染予防のための戦略概要（Compendium of Strategies）
医療の質と安全に重大な影響を与える6つの医療関連感染（中心ライン関連血流感染、カテーテル関連尿路感染、人工呼吸器関連イベント／人工呼吸器関連肺炎／人工呼吸器非関連院内肺炎、*C. difficile*感染症、MRSAの伝播および感染症）を予防するために実践が推奨される対策を集約したガイドラインであり、米国医療疫学学会（Society for Healthcare Epidemiology of America：SHEA）、米国感染症学会（Infectious Diseases Society of America：IDSA）、米国感染管理疫学専門家協会（Association for Professionals in Infection Control and Epidemiology：APIC）、AHA、The Joint Commissionを含む米国の学術研究団体が合同で作成・改訂している。SSIについては2024年5月現在、以下が最新版である。
・Calderwood MS, Anderson DJ, Bratzler DW, et al. Strategies to prevent surgical site infections in acute-care hospitals: 2022 Update. Infect Control Hosp Epidemiol. 2023 May;44(5):695-720.

＊3　WHO Surgical Safety Checklist
世界保健機関（WHO）が発行している19項目から成るチェックリストであり、このチェックリストを使用することによってSSIを含む術後合併症や死亡が減少したことが複数の国、施設から報告されている。チェックリスト運用手順の日本語翻訳版がWHOのホームページに掲載されている。
・Implementation manual WHO surgical safety checklist 2009.
https://www.who.int/publications/i/item/9789241598590

手指衛生実施率は、どのように求めるのですか?

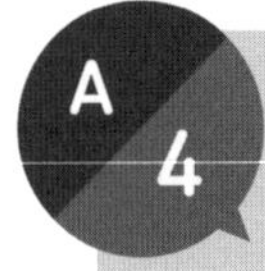

手指衛生を実施する必要がある機会数のうち、適切なタイミングや手順で手指衛生を実施した回数の割合を計算します。

手指衛生実施率は、次の式で計算します。

$$手指衛生実施率(\%) = \frac{適切なタイミングや手順で手指衛生を実施した回数}{手指衛生を実施する必要がある機会数} \times 100$$

分母の「手指衛生を実施する必要がある機会」の定義にはいくつかの種類があります。以下を参考に、各施設でどのようなときに手指衛生を実施する必要があるか定めておきます。

①WHOが推奨する手指衛生の5つのタイミング(**図1**)

②カナダ・オンタリオ州公衆衛生局が推奨する手指衛生の4つのタイミング(**図2**)

③病室の入退室時

手指衛生機会の考え方については、WHOが発行しているテクニカルリファレンスマニュアル(日本語版あり)に詳しく解説されていますので参考にしてください。

分子の「手指衛生を実施した回数」についても、実施したと判断するタイミングや手順を明確にしておきます。分母と分子の定義を明確化し、観察する側とされる側の双方がその内容を理解していることが、フィードバックされた実施率を事実として受け入れ、積極的に改善することにつながります。

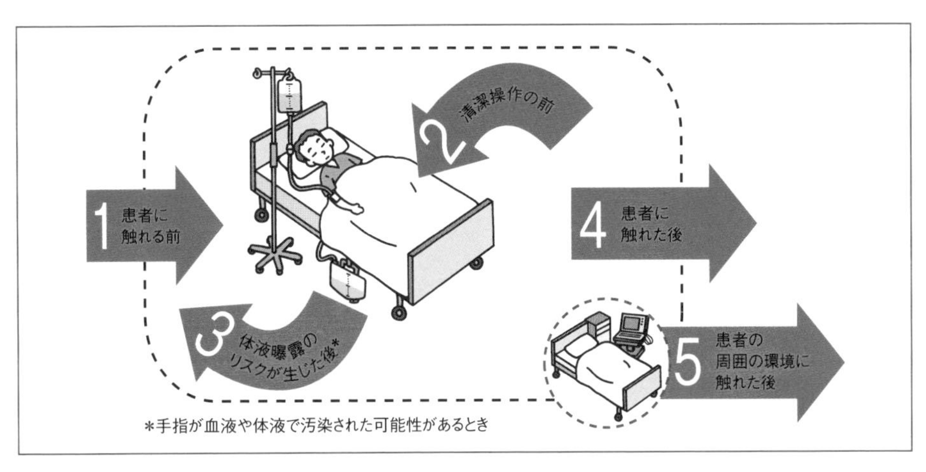

図1　WHOが推奨する手指衛生の5つのタイミング

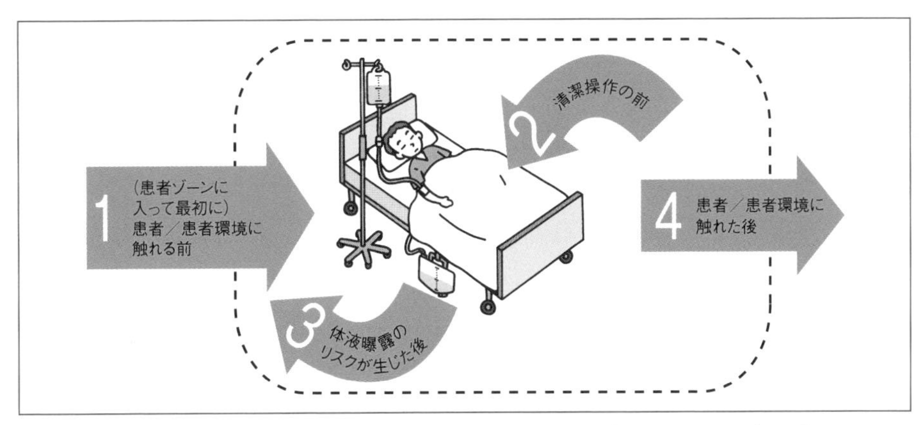

図2　カナダ・オンタリオ州公衆衛生局が推奨する手指衛生の4つのタイミング

手指衛生のモニタリングはどのように行うのですか?

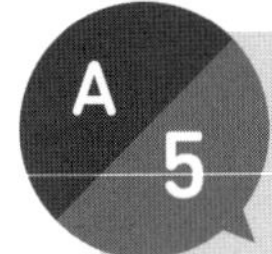

観察者が目立たない直接観察法がゴールドスタンダードとされています。また、複数の方法を組み合わせることが推奨されています。

手指衛生のモニタリング手法は、直接的なモニタリングと間接的なモニタリングに大別されます。

直接的なモニタリングには、①観察者が公然と観察する直接観察法、②観察者が目立たないように観察する直接観察法、③ネットワークカメラを用いた遠隔地からの直接観察法、④自動モニタリングシステムを活用する直接観察法、⑤患者による直接観察法があります。

間接的なモニタリングには、⑥手指消毒薬の使用量・払出量測定、⑦手指衛生の実施回数測定、⑧手指衛生設備へのアクセスと機能の確認があります。それぞれに長所と短所があり、唯一の完璧な方法はありません。

WHOは、観察者が目立たない直接観察法をゴールドスタンダードとしています。また、手指衛生に関するSHEA・IDSA・APIC合同ガイドラインは、複数の方法を組み合わせることを勧めています。

直接観察法の手順は、WHOのテクニカル・リファレンスマニュアル（日本語版あり）で詳しく解説されています。複数の人がモニタリングを行う場合は、データの正確性と精度を高めるために、手順を明文化し、それに沿って事前に、また定期的に研修を行います。

期間ごと、部門ごとの実施率を比較するために必要な観察対象者数や手指衛生機会数の目安は確立されていませんが、WHOは、観察期間および観察単位（病棟、診療科、職種など）あたり200回を推奨しています。ただし、これは観察機会数が200回に達するまで実施率の計算やフィードバックを控えなければならないということではありません（➡総論Q13、各論4Q6）。

ここでは、手指衛生モニタリングの代表的な手法について紹介します。

▶ 直接的モニタリング

①観察者が公然と観察する直接観察法（direct overt observation）

【特徴】

- 観察者が対象部門で目視によって対象者の手指衛生行動を観察する。
- 対象者は観察者の姿を見ることができ、観察されていることも知っている。

【長所】

- すべての手指衛生機会における実施の有無と手技を観察することができる。
- 即時の指導やフィードバックができる。
- ホーソン効果*1により手指衛生の推進が期待できる。
- ケアバンドル（➡各論4Q7）のチェックリストに含めることで、侵襲的手技の前後における手指衛生実施率を把握し、改善することができる。

【短所】

- ホーソン効果により実施率が実際よりも高く出やすいため、現状や改善状況を評価するための基準（ベースライン）として活用することは勧められない。
- 観察することができる人数や時間帯が制限されやすい。
- 特定の個人、職種、曜日などの観察に偏ることがある。
- 観察に時間と人手を要する。

②観察者が目立たない直接観察法（direct covert observation）

【特徴】

- 観察者が対象部門で目視によって対象者の手指衛生行動を観察する。
- 対象者は観察されていること、あるいは観察者が誰であるのかを知らない。
- 観察日は無作為に選び、活動量が多い時間帯に、事前予告なく観察を行う。
- 1回の観察時間の目安は15分間であるが、観察者に気づかれやすいのであれば、より短い時間で頻回な観察を行う。

【長所】

- 手指衛生の手技を確認することができる。
- 手指衛生の推進要因や阻害要因を把握しやすい。
- ベースラインとして現状や改善状況の評価に活用することができる。

＊1　ホーソン効果
人が誰かに見られていると感じると、望ましい方向へ行動を変化させる現象。

【短所】

- ベッドサイドで生じる手指衛生機会の観察が難しい。
- 視界が遮られて観察できない場面がある。
- 即時の指導やフィードバックが難しい。
- 観察者であることを長期間知られずにいることが難しい。
- 観察することができる人数や時間帯が制限されやすい。
- 特定の個人、職種、曜日などの観察に偏ることがある。
- 観察に時間と人手を要する。

③ネットワークカメラを用いた遠隔地からの直接観察法

【特徴】

- ネットワークカメラで撮影した動画を確認する。
- 職員や患者への観察目的の説明、動画閲覧権限の制限といったプライバシーへの配慮が必要である。

【長所】

- 特定の個人、職種、曜日、時間帯に偏らずに、多数の手指衛生機会における実施の有無と手技を観察することができる。
- 即時の指導やフィードバックができる。
- ベースラインとして現状や改善状況の評価に活用できる。
- 早送り機能を用いれば、観察時間の短縮ができる。

【短所】

- 画角や解像度によっては、観察可能な場所や場面が限られることがある。
- ネットワークカメラの設置には初期費用と故障時対応の費用がかかる。
- 動画の確認に時間を要する。

④自動モニタリングシステムを活用する直接観察法

【特徴】

- 観察対象者（職員）が身に着けるバッジやブレスレットなどのウェアラブルデバイスと手指衛生剤や室内に設置されたセンサー間の無線通信により、手指衛生実施機会数と実施回数が自動集計される。
- 前述の①～③の方法による直接観察を補完するデータとして利用する。

【長所】

- ベースラインとして現状や改善の評価に活用できる。
- 持続的なホーソン効果により、高い実施率が維持されやすい。

- 登録した個人別の実施率を評価することができる。
- 自動集計により省力化を図ることができる。
- 手指衛生のリマインダー機能が付いている製品もある。

【短所】

- 手指衛生の手技は確認できない。
- すべての手指衛生機会を評価することが難しい。
- ウェアラブルデバイスが着用されないことがある。
- 精度管理が確立していない。
- 器材の購入やネットワーク工事に初期費用がかかる。
- 電池交換などの定期メンテナンスに費用と人手を要する。

⑤患者による直接観察法

【特徴】

- 患者が医療従事者の手指衛生を評価する。
- 外来は病棟よりも手指衛生機会が少ないため、実施が比較的容易である。
- 患者経験（満足度）調査票に、職員が患者との接触前後に手指衛生を実施していたか尋ねる質問項目を加えることで、多くの患者からの評価を得やすい。

【長所】

- 手指衛生の推進に患者の参加を促すことができる。
- 患者経験（満足度）の改善につながる可能性がある。
- 人手はさほど要さない。

【短所】

- 患者の協力が得られにくいことがある。
- データの精度や正確性の保証は難しい。
- 観察可能な場面が限定される。

▶ 間接的モニタリング

⑥手指消毒薬の使用量・払出量測定

【特徴】

- 次のような計算方法がある。分母にはアルコール性手指消毒薬の使用量または払出量を用いる。

1,000患者日数あたりの使用量または払出量

$$= \frac{\text{一定期間の使用量または払出量（mL）}}{\text{同期間の延べ患者日数}} \times 1,000$$

外来受診患者1人あたりの使用量または払出量

$$= \frac{\text{一定期間の使用量または払出量（mL）}}{\text{同期間の外来受診患者数}}$$

- WHOは手指衛生自己評価フレームワークにおいて、1,000患者日数あたり20L以上の手指消毒薬の使用をクリアすべき基準に設定している。この基準の根拠は明確に示されていないが、使用量がこの数字に近づくとMRSA伝播率が減少したことを報告した単一施設における観察研究をもとに設定されているようである。したがって、この基準は、推奨されるタイミングや手順に基づく手指衛生の実践を評価するものではないことを念頭において活用する必要がある。

【長所】

- 直接的モニタリングに比べて費用や人手を要さない。

【短所】

- 使用量と実施率は相関しない。使用量が少なくても、実施率が高いことがあり、その逆もあり得る。
- 使用量から実施率を推定することはできない。
- 手指衛生の手技やタイミングは評価できない。
- 使用者がわからないため、職員と非職員の区別、職種ごとの区別が困難である。

⑦手指衛生の実施回数測定

【特徴】

- 手指衛生剤のボトルやディスペンサーにカウンターを設置し、使用回数を計測する。

【長所】

- 直接的モニタリングに比べて費用や人手を要さない。
- 使用量の推計は可能である。
- 手指衛生剤へのアクセスを評価することができる。

【短所】

- 実施率を推定できない。
- 手指衛生の手技やタイミングは評価できない。
- 使用者がわからないため、職員と非職員の区別、職種ごとの区別が困難である。

⑧手指衛生設備へのアクセスと機能の確認

【特徴】

- ラウンドによって手指衛生設備へのアクセス、機能性、補充・破損状況、資材の供給状況などを評価する。

【長所】

- 手指衛生を実践するための環境がどの程度整っているかを評価することができる。

【短所】

- シンクの増設・移設など、構造上、改善が困難な課題もある。

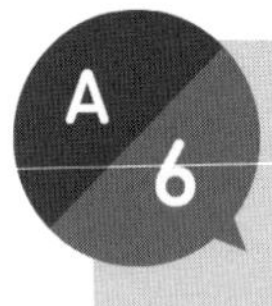

Q6 手指衛生サーベイランスのデータは、どのように活用すればよいのですか？

A6 比較可能な形で実施率を示し、判明した課題や改善案とともに、改善にかかわるすべての人にフィードバックします。

病院全体の手指衛生実施率に加えて、部署や職種別の実施率を算出し、改善にかかわるすべての人、すなわち、病院幹部、各現場の管理者とスタッフ、患者と家族にフィードバックします。

実施率をグラフで示すと経時的変化や、部署・職種・病院間の違いを視覚的にとらえやすくなります。実施率が改善しているのかいないのか、部署・職種・病院間にどのような差があるのか、こうしたことが視覚的に、瞬時に把握できるグラフとなるように工夫します。

フィードバックには、院内メールやニュースレター、各種会議での報告などあらゆる媒体と機会を活用します。フィードバックのタイミングは、観察した日からなるべく近い時期がよいでしょう。そうすることで、フィードバックを受けた職員は「ただちに改善する必要がある課題」として認識しやすくなります。また、フィードバックは毎月あるいは四半期ごとなど定期的に行います。

フィードバックを行う際にはデータだけでなく、課題と考えられることや改善案も示します。フィードバックを受ける側にも課題と考えていることや改善案があります。対話を重ねて、意見のすり合わせを行い、ともに課題を解決していく経験を積み上げることによって、各現場にとって、手指衛生の推進が自分ごととなり（課題のオーナーシップ）、自分たちで解決できる自信（自己効力感）を育みます。日常的に高い実施率を維持するには、定期的なフィードバック、各現場におけるオーナーシップと自己効力感が必要です。また、手指衛生に限らず、質改善活動の成功には、よい方向に変わることへの病院幹部の強い意思とその表明が最も大きな影響を与えます。

Column⑨

目標値の設定方法

サーベイランスの結果を改善するための目標値を設定する方法として、次の2つがあります。

目標設定1：前年度（前期）の数値を下回ることを目標とする。

目標設定2：ベンチマークがある場合は、その平均値や中央値、あるいは特定のパーセンタイルを下回ることを目標とする。

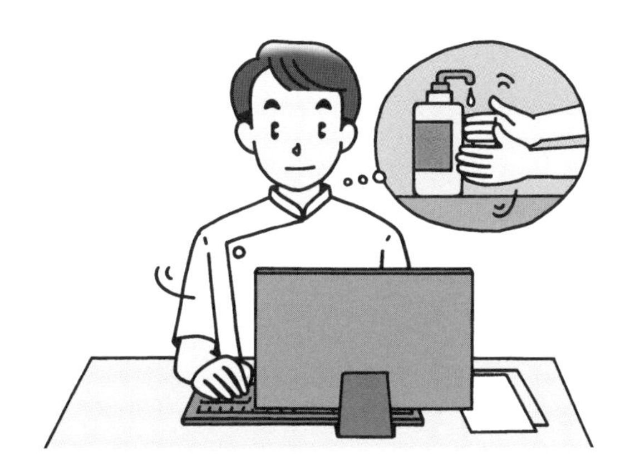

医療器具・手技関連感染のプロセスサーベイランスは、どのように行うのですか？

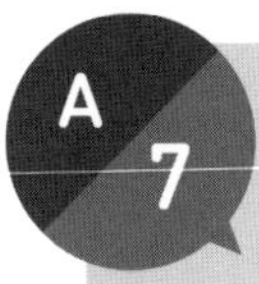

対象にしている対策の実施率を評価します。

①ケアバンドル実施率

医療器具（主に中心ライン、末梢静脈カテーテル、膀胱留置カテーテル、気管チューブ）の挿入時や留置期間中に行うケアバンドルの実施率を算出し、評価します。通常は、医療器具の種類ごと、部門ごとに計算します。実施率が低い場合は、バンドルを構成する対策ごとの実施率を計算すると、具体的な課題が見えやすくなります。

☑ 挿入時バンドル実施率

挿入時バンドル実施率は、ある期間に行われた特定の医療器具の挿入手技件数のうち、ケアバンドルが実施された挿入手技件数の割合を百分率で表したものです。たとえば、中心ライン挿入時バンドル実施率は、ある期間に行われた中心ライン挿入件数の何％で挿入時バンドルが実施されたかを表した指標です。

挿入時バンドル実施率を求めるには、挿入時バンドル（分子）と挿入手技（分母）の実施記録が必要です。前者はケアバンドル用のチェックリストから、後者は診療記録から収集します。

〈挿入時ケアバンドル実施率〉

$$\text{中心ライン挿入時バンドル実施率(\%)} = \frac{\text{ケアバンドルを実施した挿入手技件数}}{\text{分子と同時期に実施した挿入手技件数}} \times 100$$

☑ 日々の実施記録があるケアバンドル実施率

人工呼吸器関連肺炎予防バンドルのように、医療器具の使用（留置）期間中は毎日実施する必要があり、実施状況が毎日記録されているケアバンドルの場合、ある期間の延べ医療器具使用日数のうち、ケアバンドルが実施された延べ医療器具使用日数の割合を百分率で表した実施率を活用することができます。

〈医療器具の使用(留置)期間中の実施記録があるケアバンドル実施率〉

$$\text{人工呼吸器関連肺炎予防バンドル実施率（\%）} = \frac{\text{ケアバンドルを実施した延べ医療器具使用日数}}{\text{分子と同時期の延べ医療器具使用日数}} \times 100$$

☑ オーディットで確認するケアバンドル実施率

医療器具の使用（留置）期間中は毎日実施していても、実施状況に関する日々の記録がないケアバンドルもあります。そうしたケアバンドルの実施状況は定期的なオーディット*1で確認することができます。

オーディットで確認するケアバンドルの実施率は、ある期間に観察した患者のうち、ケアバンドルが適切に行われていた患者の割合を百分率で表したものになります。たとえば、末梢静脈カテーテル留置期間中に行うケアバンドル実施率は、ある期間に観察した末梢静脈カテーテル挿入患者の何パーセントでケアバンドルが実施されていたかという形で表すことができます。

〈オーディットで確認するケアバンドル実施率〉

$$\text{末梢静脈カテーテル管理バンドル実施率（\%）} = \frac{\text{ケアバンドルが実施されていた患者数}}{\text{分子と同時期の観察患者数}} \times 100$$

②医療器具使用比

医療器具使用比もプロセス指標の1つです（➡各論2Q17）。医療器具使用比は、対象となる医療器具（主に中心ライン、膀胱留置カテーテル、気管チュー

*1 オーディット
チェックリストなどの標準的な評価基準に沿って、医療現場における感染対策の実施状況を確認すること。ラウンドによる物理的な環境の確認、職員への聞き取り、職員や患者の直接観察、書類の確認などの手法が用いられる。

ブ）の延べ使用日数と延べ患者日数の比で求めます。

〈医療器具使用比〉

$$\text{医療器具使用比} = \frac{\text{延べ医療器具使用日数}}{\text{分子と同期間の延べ患者日数}}$$

最大値は1であり、対象としている医療器具の使用患者が多い場合や使用期間が長い場合に高くなります。医療器具使用比が高い時期・部門は、その医療器具に関連する感染が起こりやすいと判断します。不必要な医療器具の使用を減らすと、使用比は下がります。

医療器具使用比は、医療器具の種類ごとに求めます。また、部門別に算出し、同一部門内の経時的変化を評価します。医療器具使用比は部門の特性にも左右されるため、使用比が高い部門で不適切な使用が多いということを必ずしも意味しません。したがって部門間の比較を行う場合は、集中治療領域、内科系、外科系など、似た特性を持つ部門間で行います。

③手術部位感染対策の実施率

手術部位感染対策の実施率は、ある期間に行われた特定の手術手技のうち、対策が適切に実施された手術手技の割合を百分率で表したものです。データは手術記録や麻酔記録などから抽出します。

〈手術部位感染対策実施率の例〉

$$\text{予防的抗菌薬が適切なタイミングで投与された手術手技の割合（\%）} = \frac{\text{切開1時間前*に予防的抗菌薬が投与された手術手技件数}}{\text{同じ期間に実施された手術手技件数}} \times 100$$

＊バンコマイシンとフルオロキノロンは2時間前

各論4：参考文献

- Donabedian, A. : An introduction to quality assurance in health care. 1st ed. New York, Oxford University Press, 2002.
- Glowicz JB, Landon E, Sickbert-Bennett EE, et al. : SHEA/IDSA/APIC Practice Recommendation: Strategies to prevent healthcare-associated infections through hand hygiene: 2022 Update. Infect Control Hosp Epidemiol. 2023 Mar;44(3):355–376.
- Pittet D, Hugonnet S, Harbarth S, et al. : Effectiveness of a hospital-wide programme to improve compliance with hand hygiene. Infection Control Programme. Lancet 2000;356 (9238):1307–12.
- World Health Organization : Hand Hygiene Self-Assessment Framework 2010（WHO手指衛生自己評価フレームワーク2010年）
〈https://amr.ncgm.go.jp/pdf/medic-m1.pdf〉
- World Health Organization : Hand Hygiene Technical Reference Manual（手指衛生テクニカルリファレンスマニュアル）
〈https://amr.ncgm.go.jp/pdf/Hand-hygiene-technical-reference_Japanese.pdf〉
- Resar R, Griffin FA, Haraden C, Nolan TW. : Using Care Bundles to Improve Health Care Quality. IHI Innovation Series white paper. Cambridge, MA: Institute for Healthcare Improvement; 2012.
- Centers for Disease Control and Prevention : Central Line Insertion Practices（CLIP）Adherence Monitoring, January 2024.
〈https://www.cdc.gov/nhsn/pdfs/pscmanual/5psc_clipcurrent.pdf〉
- 日本集中治療医学会ICU 機能評価委員会：人工呼吸関連肺炎予防バンドル 2010改訂版（略:VAPバンドル）.
〈https://www.jsicm.org/pdf/2010VAP.pdf〉
- Calderwood MS, Anderson DJ, Bratzler DW, et al. : Strategies to prevent surgical site infections in acute-care hospitals: 2022 Update. Infect Control Hosp Epidemiol. 2023 May;44 (5):695–720.
- World Health Organization : Implementation manual WHO surgical safety checklist 2009.
〈https://www.who.int/publications/i/item/9789241598590〉
- Rosenberger LH, Politano AD, Sawyer RG. : The surgical care improvement project and prevention of post-operative infection, including surgical site infection. Surg Infect 2011;12 (3):163–8.

各論 5

症候群サーベイランス

確定診断を待たずに流行を探知

各論 5 症候群サーベイランス

要点

各論5では、症候群サーベイランスについて解説します。

- 症候群サーベイランスは、発熱、呼吸器症状、嘔吐・下痢、発疹といった特定の症状のある人を把握することで、確定診断を待たずに、感染症の流行を早期に探知するサーベイランスです。

- 症候群サーベイランスは、発生を探知した部門がリアルタイムで担当部署に報告する前方視的な受動的サーベイランスです。報告率を上げるためには、プロトコルを明確に定め、周知します。

- 特定の症状を呈している人の集積がみられる場合は、それが感染症によるものか、また、どのような感染症が発生している可能性があるのか調査を行うと同時に、伝播を防ぐための対策を速やかに講じます。

- アラート疲労を防ぐために、報告を要する条件は慎重に設定します。

- 報告方法もなるべく簡便にして、報告者の負担を減らします。

症候群サーベイランスとは何ですか？

発熱、呼吸器症状、嘔吐・下痢、発疹といった特定の症状のある人を把握することで、確定診断を待たずに、感染症の流行を早期に探知するサーベイランスです。

症候群サーベイランスは、バイオテロや新興感染症の発生を探知することを目的として始まりましたが、現在は、この目的に加え、インフルエンザのような市中感染症の流行状況を把握し、制御するために行われています。

データソースとして、特定の症状を有する人の外来受診件数、入院件数、救急搬送件数、受診相談件数、学校・職場における欠席・欠勤者数、特定の薬剤の処方箋枚数や売上といった情報が活用されています。

症候群サーベイランスは、医療機関、介護施設、避難所でも行われます。対象は、①急性呼吸器症状群、②急性胃腸症候群、③皮膚・粘膜症候群、④急性神経性症候群に分けられます（**表1**）。さらに、⑤原因不明の重症感染症を対象とした症候群サーベイランスもあります。

⑤については「疑似症サーベイランス」という名称で、感染症法に基づいて全国約700カ所の疑似症定点医療機関が自治体に報告する体制が整えられています。

表1　医療機関で行う症候群サーベイランスの主な対象

対象	報告を要する症状の例	流行を疑う必要がある医療関連感染
急性呼吸器症候群	咳、痰、咽頭痛、呼吸困難、鼻汁・鼻閉、インフルエンザ様症状（発熱、全身倦怠感、筋肉痛・関節痛、頭痛）	•インフルエンザ •COVID-19 •その他の呼吸器感染症：RSウイルス感染症、マイコプラズマ肺炎、百日咳、レジオネラ症など •天然痘、原発性肺ペスト、肺炭疽（バイオテロ）
急性胃腸症候群	腹痛、嘔吐、下痢	•感染性胃腸炎（主にノロウイルス） •*C.difficile*感染症
皮膚・粘膜症候群	発疹、水泡、潰瘍	•麻疹、風疹、水痘 •疥癬 •エムポックス •天然痘、皮膚炭疽（バイオテロ）
	出血傾向（紫斑、鼻出血、消化管出血）	•ウイルス性出血熱
急性神経性症候群	意識障害、麻痺、痙攣、髄膜刺激症状	•侵襲性髄膜炎菌感染症 •炭疽菌性髄膜炎（バイオテロ）
原因不明の重症感染症（疑似症サーベイランス）	上記の症状があるが、特定の感染症と診断することができない重症例	•新興感染症 •バイオテロ

病院では、症候群サーベイランスをどのように行うのですか?

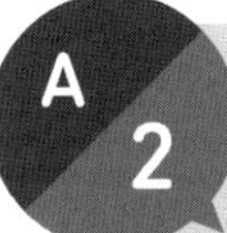

報告の運用を明確に定めて、周知します。

症候群サーベイランスは、前方視的な受動的（passive）サーベイランスです。すなわち、定められた症状を認める人が、いつ、どこで、何人発生しているのか、発生を把握した部門が担当部門に報告することによって、流行状況の迅速な把握と介入につなげます。

開始するにあたり、運用に関する以下の内容について定め、周知します。

- 報告対象となる症状
- サーベイランスの実施期間：通年、流行期
- 報告のタイミング：ただちに報告、何日以内に報告、曜日や時間帯
- 報告先：担当部門・担当者と連絡先
- 通信手段：電話、メール、チャット、アプリ
- 報告内容：発症者属性、人数、発症日、その時点で判明している検査や診察の結果

サーベイランスを行う時期については、1年を通して行うのか、流行期のみに限定するのか決定します。季節性がある感染症は流行期に行い、季節性がない場合は、1年を通して行うのが一般的です。また、マスギャザリングの開催地や、日常的に海外からの渡航者が多い地域の病院では、国内発生例が比較的少ない感染症（たとえば、侵襲性髄膜炎菌感染症）の患者が受診する可能性を考慮して体制を組みます。

バイオテロや新興感染症の発生はまれですが、日ごろからどのような状況で発生を疑い、対応するのか、情報収集を実施して対策を立案し、訓練を行います。新興感染症については、事業継続計画を作成します。

原因がわからない特定の症状を呈している人の集積がみられる場合は、それが感染症によるものか、また、どのような感染症が発生している可能性があるのか調査を行うと同時に、伝播を防ぐための対策を速やかに講じます。

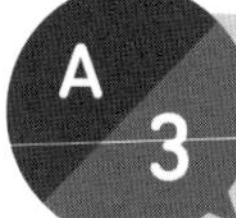

病院で症候群サーベイランスを行うにあたり、どのようなことに注意が必要ですか？

A3 アラート疲労を避けるために報告を要する条件は慎重に認定します。また、報告率を上げるために報告方法はなるべく簡便にして、報告者の負担を減らします。

症候群サーベイランスを行うと、感染症の流行を早期に探知することができます。一方で、特異度が低いために、感染していない人も拾ってしまうことがあります。また、「呼吸器症状を呈する感染症が○○病棟で流行しているようだ」「胃腸症状を起こしている職員が増えている」といったことはわかっても、具体的にどのような感染症による流行が起きているのかまではわかりません。

症候群サーベイランスでは、感染症への罹患や感染症の種類に関する評価は個別に行う必要があるため、過剰報告が起こると、多大な労力を要するだけでなく、アラート疲労*1を引き起こすことがあります。そのため、報告を要する条件は慎重に設定します。

また、報告率を上げるために、報告者の負担を減らし、必要なときに、簡単に報告できる体制を整えます。たとえば、報告を求める情報は必要最小限とし、通信手段の選択肢を増やすことを検討します。

＊1 アラート疲労（alert fatigue）
警告が頻繁に行われ、その多くが無視してもよいものである場合に、警告に対する感覚が鈍くなり、無視したり、対応が遅れたりすること。

各論5：参考文献

- Henning KJ. : Overview of syndromic surveillance. What is syndromic surveillance? MMWR Morb Mortal Wkly Rep 53 (Suppl):5-11(2004)
- 大日康史，谷口清州，杉浦弘明，岡部 信彦：症状における症候群サーベイランスのための基礎的研究．感染症学雑誌．2006; 80:366-376.
- 「新興再興感染症のリスク評価とバイオテロを含めた危機管理機能の実装のための研究」班（厚生労働省研究班）：バイオテロ対応ホームページ．
〈https://www.niph.go.jp/h-crisis/bt/〉
- Agency for Healthcare Research and Quality : Alert fatigue.
〈https://psnet.ahrq.gov/primer/alert-fatigue〉

索引

数字・欧文

あ 行

か 行

さ 行

索引

た 行

な 行

は 行

ま行

や行

ら行・わ行

坂本 史衣（さかもと・ふみえ）

板橋中央総合病院 院長補佐

感染対策相談支援事務所 所長

聖路加看護大学（現：聖路加国際大学）卒業。米国コロンビア大学公衆衛生大学院修了。2003年よりCBIC（Certification Board of Infection Control and Epidemiology：本部米国）によるCIC（Certification in Infection Prevention and Control）の認定資格を維持。聖路加国際病院において医療関連感染予防・制御に約20年従事し、2023年11月より現職。日本環境感染学会理事、厚生科学審議会感染症部会委員などを歴任。主著に『感染対策40の鉄則』『感染対策60のQ&A』（いずれも医学書院）、『泣く子も黙る感染対策』（中外医学社）、『基礎から学ぶ医療関連感染対策』（南江堂）。

感染予防のためのサーベイランスQ&A 第3版

2010年7月1日　第1版第1刷発行
2015年6月1日　第2版第1刷発行
2024年6月21日　第3版第1刷発行

〈検印省略〉

著者　坂本 史衣

発行　株式会社 日本看護協会出版会
〒150-0001 東京都渋谷区神宮前5-8-2 日本看護協会ビル4階
〈注文・問合せ／書店窓口〉TEL/0436-23-3271 FAX/0436-23-3272
〈編集〉TEL/03-5319-7171
https://www.jnapc.co.jp

装丁　掛川竜

イラスト　種田瑞子

印刷　株式会社フクイン

ISBN978-4-8180-2775-6

カバー画像　iStock.com/grapestock